AF611447

LE TÉTANOS [illegible] SON TRAITEMENT EN ALLEMAGNE

(1914-1915)

PAR LE

DOCTEUR ÉMILE DUTERTRE

[illegible]decin major de première classe de l'armée territoriale,
[illegible] en chef de l'hôpital militaire de Douai (2 août-1er novembre 1914).
[illegible]ctuellement médecin à l'hôpital Dominique Larrey, à Versailles.)
Médecin en chef de l'hôpital civil de Boulogne-sur-Mer,
[illegible] correspondant national de la Société de médecine de Paris, etc.

A. MALOINE ET FILS, ÉDITEURS
27, RUE DE L'ÉCOLE-DE-MÉDECINE, 27
PARIS, 1915

8° Te64 550

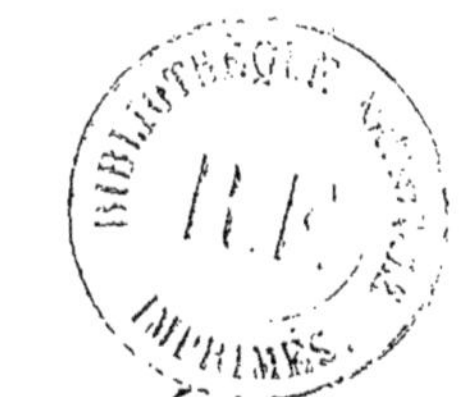

LE TÉTANOS ET SON TRAITEMENT

EN ALLEMAGNE

(1914-1915)

LE TÉTANOS
ET SON TRAITEMENT
EN ALLEMAGNE

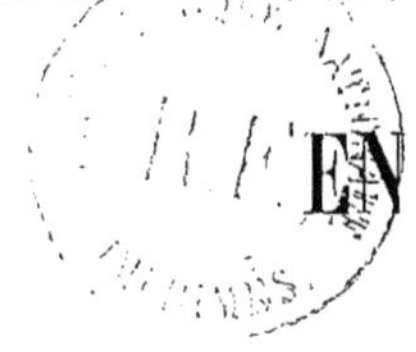

(1914-1915)

PAR LE

DOCTEUR ÉMILE DUTERTRE

Médecin major de première classe de l'armée territoriale.
Ex-médecin chef de l'hôpital militaire de Douai (2 août-1er novembre 1914).
(*Actuellement médecin à l'hôpital Dominique Larrey, à Versailles.*)
Médecin en chef de l'hôpital civil de Boulogne-sur-Mer.
Membre correspondant national de la Société de médecine de Paris, etc.

A. MALOINE ET FILS, ÉDITEURS
27, RUE DE L'ÉCOLE-DE-MÉDECINE, 27
PARIS, 1915

LE TÉTANOS ET SON TRAITEMENT EN ALLEMAGNE

BIBLIOTHÈQUE ... SORBONNE

LE TETANOS[1]

Le 1er septembre 1914, la Réunion des médecins militaires allemands, dans sa première séance, s'occupa des cas de tétanos traumatique qui déjà étaient survenus en grand nombre dans les hôpitaux de Strasbourg et la Société décida de se réunir en une assemblée générale, après avoir envoyé un questionnaire sur le tétanos à quatre-vingts hôpitaux de l'Allemagne.

C'est que le tétanos est, à côté de la gangrène gazeuse, incontestablement la plus redoutable des infections des

1. Après avoir publié *la Gangrène gazeuse en Allemagne*, je fais paraître aujourd'hui *le Tétanos et son traitement en Allemagne*; cette publication, qui résume à peu près tous les travaux publiés chez nos ennemis sur la grave question du tétanos, a été faite pendant les neuf mois que j'ai passés comme prisonnier de guerre à Mayence et à Friedberg (*en violation de la convention de Genève*). Elle permettra aux médecins français de connaître ce qu'ont fait nos ennemis pendant ce laps de temps. Je m'estimerai payé des longs mois de travail et des frais d'impression si ce résumé peut contribuer à sauver la vie d'un seul tétanique français.

plaies (*unstreibar die gefurchteste Wundinfektion*. (Docteur Kreuter).

C'est aussi que jamais on n'a tant vu de tétanos. Voelker reconnaît que cette affection se multiplie d'une manière épouvantable (*in erschrekender Weise*). Pour le docteur K. W. Eunike, elle est très fréquente (*verhaltnissmassig haufig.*).

Et pourtant, le traitement du tétanos est encore mal connu.

Aussi le docteur Schneider, dans une Réunion de médecins militaires allemands tenue le 16 novembre 1914, à Péronne, a-t-il pu dire : « Quant à la question du traitement du tétanos, je dois reconnaître que l'on a déjà communiqué beaucoup de cas isolés de tétanos, mais que l'on n'a jamais présenté une observation d'un grand nombre de malades soignés d'après une méthode régulièrement établie, d'après une « *Rechtlinie* ». Il en résulte que le médecin qui, n'ayant pas d'expérience personnelle, est appelé à soigner des cas de tétanos traumatique se trouve encore fort embarrassé. (*So verwirren sie zunachst den Arzt der, ohne eigene Erfahrung zu haben, einen Wundstarrkrampfkranken behandeln soll*). Cet embarras résulte évidemment du nombre considérable de modifications que l'on a apportées ou voulu apporter au traitement du tétanos et pourtant jamais une guerre comme la guerre actuelle n'aura fourni une occasion aussi belle, aussi riche de soigner le tétanos.

Cette idée du docteur Schneider fut partagée par le

docteur Stricker, de Berlin, qui proposa de faire des recherches collectives sur le tétanos et, pour cela, de centraliser en un endroit quelconque, mais d'une manière satisfaisante tous les matériaux scientifiques pour la lutte contre le tétanos.

En temps de paix, l'apparition du tétanos est isolée, il est par suite difficile de faire des études comparatives de traitement sur des cas isolés, mais pendant cette guerre les cas ont été innombrables (*hier betrachtlich haufiger vorkommen ist als in anderen neueren Kriegen*).

En 1877, à l'armée russe du Danube.	51 700 blessés	66 cas = 1,2 p. 1000
A la guerre de Crimée, sur	12 094 —	19 cas = 1,5 p. 1000
A la guerre de Sécession .	217 000 —	505 cas = 2 p. 1000
— — de 1870 . . .	95 000 bl. all.	350 cas = 3,5 p. 1000

(Pr Madelung.)

Or, à Mulhouse, le docteur Kleinknecht, du 1er août au 31 octobre, sur 27 677 blessés eut 174 cas de tétanos soit 6,6 pour 1 000. Nous verrons, à propos de la fréquence du tétanos, que cette proportion a été à peu près partout la même.

Dans l'hôpital de la citadelle de Strasbourg, du commencement de la guerre au 31 octobre 1914, sur 15 134 blessés il y eut 690 morts (541 Allemands et 149 Français) et sur ces 690 morts il y eut 101 cas de mort par tétanos.

Avant de commencer le résumé de tous les travaux allemands sur le tétanos, je crois devoir rapporter les deux petites épidémies de tétanos que j'ai dû combattre en trois mois de séjour à l'hôpital militaire de Douai.

Première épidémie de tétanos à Douai. — Arrivé le 3 août au soir à Douai, je prends aussitôt la direction de son hôpital militaire. Les premiers jours, je ne reçois que des blessés par accident, fractures de jambe, plaies par écrasement, plaies accidentelles par armes à feu, etc., le tout provenant de la mobilisation.

Chargé en même temps de l'examen médical du conseil de réforme, je fais entrer à l'hôpital un certain nombre de soldats qui se sont présentés au conseil de réforme et que j'opère de suite afin de leur permettre de faire leur service (hydrocèles, lipomes, tumeurs diverses, etc.).

Je ne reçois à l'hôpital des blessés de la guerre que le 12 août au soir. Ce sont des chasseurs à pied des 9° et 18° bataillon, blessés à Longuyon (fractures de bras et plaies diverses par balles et shrapnells).

Puis les blessés arrivent sans interruption ; les salles se remplissent de soldats provenant surtout de l'hôpital d'évacuation de Hirson.

Le 4 septembre, premier cas de tétanos chez un blessé qui a reçu une balle qui lui a traversé tout le bassin. Je l'isole immédiatement des autres blessés.

J'avais fait chercher dans toutes les ambulances, réquisitionner chez tous les pharmaciens de la ville, les flacons de sérum antitétanique. J'étais parvenu ainsi à posséder seize flacons.

Ayant à ce moment environ 150 blessés à l'hôpital et plus de 200 dans les ambulances de la ville, il m'est impossible de vacciner prophylactiquement tous les blessés.

Le dimanche 6 septembre, un nouveau cas; le lundi, deux cas ; le mardi, un cas ; le mercredi, deux cas. Ce jour-là, le malade atteint du tétanos le 4 septembre a succombé ; le jeudi, encore un cas.

Je savais que les médecins allemands avaient conseillé de fortes doses de sérum comme prophylactique, mais j'ignorais le travail de Nocard qui a montré qu'il suffisait pour les injections préventives de 0,10 cm^3 pour un cheval et de 0,01 cm^3 pour un homme. Nocard conseillait d'injecter à chaque blessé 0,02 cm^3. Avec un flacon de 0,10 cm^3 que je considérais comme la dose nécessaire pour la prophylaxie, j'aurais donc pu injecter préventivement cinq blessés au lieu d'un.

Le jeudi 10 septembre, les Allemands ayant à peu près évacué Douai, l'officier d'administration M. Buchet se rend en auto à Lille, d'où il me rapporte, grâce à l'amabilité de M. le médecin-inspecteur Calmette, une quantité de sérum suffisante. Le 10 au soir, aussitôt en possession du sérum, tout le personnel médical se mit à injecter les blessés. Le 11 au matin, tous les blessés ont reçu l'injection prophylactique.

Dès ce moment, aucun nouveau cas de tétanos jusque vers le 16 octobre, c'est-à-dire pendant plus d'un mois.

Des huit tétaniques, six sont morts et deux ont guéri après avoir présenté des symptômes tétaniques pendant plus de trois semaines. Ces deux blessés avaient, l'un une fracture compliquée de cuisse et l'autre des plaies multiples des mains et avant-bras par éclats d'obus.

Tous ces blessés atteints de tétanos ont été traités par le chloral à haute dose, la morphine et les autres narcotiques à défaut de sérum. Seul l'adjudant R..., atteint le 10 septembre du tétanos, reçut à sa demande une injection de 10 cm^3 de sérum de M. Calmette. Il avait été amputé de cuisse quinze jours auparavant. La plaie s'était réunie par première intention. Il allait très bien, était joyeux et comptait se lever afin de pouvoir retourner bientôt auprès de sa femme. Le 10 au matin, il m'envoya lui-même me chercher et me dit : « J'ai le tétanos, je sais ce que c'est, car je l'ai eu il y a quelques années. On m'a injecté du sérum et j'ai guéri. Voudriez-vous me faire de suite une injection. » Je la lui fis donc, mais cela n'eut pas de résultat. Malgré la très grande longueur d'incubation, c'est lui qui présenta le tétanos le plus foudroyant, vingt heures après, il était mort. Preuve du fait connu qu'une atteinte antérieure du tétanos ne vaccine pas.

L'un de ces huit cas de tétanos a présenté des symptômes particuliers. Atteint de fracture compliquée et suppurée de la cuisse gauche, il avait des contractions spasmodiques de tout le côté gauche et rien du côté droit. Les secousses revenaient trois ou quatre fois par minute et se renouvelaient encore plus violentes à la moindre excitation périphérique et surtout au moment des pansements. Cet hémitétanos se généralisa ensuite et le blessé succomba.

Harf (de Buch) a observé un cas analogue de forme hémilatérale (*Tetanus lateralis*), mais il fut plus heureux que moi. Son blessé ayant eu un tétanos à développement lent et à forme pour ainsi dire chronique, finit par guérir. Harf conclut de ce seul fait que le tétanos hémilatéral présentait le plus souvent une issue favorable.

« On voit parfois, a cependant dit Kreuter, les convulsions et les contractures des muscles parfaitement limitées à l'extrémité blessée ou à quelques groupes de muscles. C'est le tableau du tétanos local. Ces cas sont peu connus et rarement observés, mais dans nos hôpitaux de campagne on en a vu plusieurs cas avec ou sans trismus. Le tétanos local a été très étudié *in anima vili* et a suscité de nombreuses discussions et considérations théoriques. Chez l'homme, son existence a été longtemps mise en doute, mais elle est certaine et nous avons pu l'observer ici. Jusqu'à présent, elle avait été rarement observée et l'on n'y avait fait peu attention, sauf dans les cas graves. » Permin a montré que ce tétanos local devient rapidement général.

Deuxième épidémie de tétanos. — L'hôpital militaire de Douai, par suite de son voisinage du front, ne tarde pas à s'encombrer complètement. L'hôpital civil annexe est réquisitionné par les Allemands. Les femmes, les vieillards, les civils blessés ou malades sont évacués sur l'hôpital général et toutes les salles civiles sont remplies de blessés allemands. Des convois de petits blessés allemands viennent se faire panser à l'hôpital. Nous en recevons un jour un convoi de cent vingt-trois d'un seul coup.

Les blessés français sont réunis à l'hôpital militaire dans les deux salles du rez-de-chaussée, dans une salle du premier, dans le grenier et dans deux salles de l'hôpital civil. Les médecins allemands (Drs Thilemann, Korey et Vidal) soignent les blessés allemands, sauf les officiers et quelques soldats allemands que je continue de panser. Ils opèrent dans une des deux salles de l'hôpital civil et nous dans l'autre salle.

Nous avons réservé une salle tout à l'extrémité de l'hôpital civil (service des contagieux), pour les deux tétaniques français en voie de guérison et trois petites chambres au premier pour les tétaniques allemands.

Vers le 16 octobre, plusieurs blessés allemands sont atteints du tétanos ; le docteur Thilemann, médecin chef allemand, qui, pas plus que les autres médecins allemands, n'aime à entrer dans les salles de tétaniques, me remet quelques flacons de sérum curatif Höchst et me demande de faire à ses tétaniques quelques injections par jour. Je fais ce qu'il me demande, mais sans aucun résultat. Un de ces tétaniques est horriblement blessé par l'explosion d'un obus, fracture du crâne, de la figure, des bras et des jambes. Il meurt rapidement du tétanos malgré le sérum curatif Höchst. Les cas de tétanos se multiplient chez les Allemands.

En même temps, je continue de recevoir à l'hôpital des Français blessés et prisonniers. Mais je ne puis plus faire d'injection de sérum préventif, les Allemands ayant enlevé à Lille tout le sérum de M. le docteur Calmette. Heureusement le 20 octobre, quelques jours après la prise de Lille, je puis encore me procurer quelques flacons de sérum, grâce au dévouement d'une dame de la Croix-Rouge. J'injecte les blessés français qui m'arrivent et qui me paraissent, étant atteints de plaies des extrémités, plus susceptibles de contracter le tétanos que les autres. J'ai caché le sérum Calmette et je ne fais d'injection aux Allemands qu'à un médecin qui, blessé au talon par l'explosion d'une bombe d'aéroplane, me prie de lui faire une injection. Aucun des blessés que j'ai ainsi injectés en secret ne fut atteint du tétanos.

Au bout de quelques jours, j'eus de nouveau trois Français et deux Algériens atteints du tétanos. Ces cinq blessés étaient atteints de blessures légères des membres et n'avaient pas été injectés préventivement par suite de cette pénurie de sérum. Malgré nos soins, les trois Français et un Algérien succombèrent, seul un Algérien survécut.

Tous les Allemands succombèrent également. Il n'y avait plus de sérum curatif Höchst pour les traiter. Je n'ai pas pris leurs observations faute de temps, j'estime leur nombre au moins à douze jusqu'au 1er novembre, date à laquelle je fus enlevé brusquement de l'hôpital et interné dans la citadelle de Mayence avec tout le personnel médical, pharmaceutique et administratif de l'hôpital militaire de Douai.

En résumé, il y eut à l'hôpital militaire de Douai deux petites épidémies. Une première du 5 au 10 septembre, 8 Français dont 6 morts, et une deuxième du 16 octobre au 1er novembre, 3 Français, 3 morts ; 2 Algériens, 1 mort ; 12 Allemands, 12 morts. Au total, 25 cas avec seulement 3 guérisons.

Mais je dois constater que de tous les blessés injectés préventivement, au nombre de plus de deux cents, aucun n'a été atteint de tétanos. Par contre, tous les blessés allemands, injectés avec un sérum curatif mais à dose insuffisante par suite du manque de sérum, sont morts.

Pathogénie. — Avant de résumer les études allemandes sur le tétanos, il faut effleurer quelques points de pathogénie de cette complication des plaies.

L'on sait que le bacille du tétanos est un anaérobie et qu'il produit une toxine, mais l'on connaît moins bien le mode d'infection du tétanos. Le degré de virulence de ce bacille est un facteur inconnu avec lequel il faut compter. Sinigaglia, de Modène, a trouvé dans le sang d'un tétanique deux micro-organismes qu'il a cultivés sur un bouillon de pancréatine. De ces deux micro-organismes, l'un pouvait être considéré comme le bacille tétanique. Mais le bouillon filtré de la culture mixte de ces deux microbes s'est montré presque aussi toxique que le « filtrat » de la culture tétanique.

Selon Teller, la manière dont s'intoxique l'organisme est, au point de vue pratique, de la plus haute importance. Pour lui, le bacille du tétanos, le père de la toxine du tétanos traumatique, possède, entre autres, trois particularités connues maintenant de la science.

1° De règle, le bacille tétanique ne se trouve que dans la blessure, lieu d'origine ou porte d'entrée de l'infection. Le bacille de Nicolaier-Kitasato ne se généralise pas dans le corps des tétaniques, il reste cantonné dans la plaie (Courmont et Doyon). Kreuter est moins affirmatif, il dit que la *plupart* des germes tétaniques restent au lieu de la blessure. En tout cas, ce bacille est pour ainsi dire sédentaire, il n'est pas voyageur. C'est au niveau de la plaie qu'il établit sa fabrique de toxine spéciale.

De ce point de fabrication, la toxine au contraire, voyage, elle envahit tout l'organisme. L'on sait, par de nombreuses expériences, qu'elle existe alors dans le sang, dans la lymphe et même dans le liquide céphalo-rachidien, mais il est certain aussi que la plus grande partie de la toxine est véhiculée à travers les nerfs moteurs. Les recherches de Permin l'ont prouvé. Partant de la plaie, la toxine monte par l'intermédiaire des filets nerveux périphériques vers le système nerveux central. La pénétration de la toxine est extraordinairement rapide dans les nerfs.

Des fragments périphériques de ces nerfs, très peu de temps après l'infection, renferment déjà la toxine. Des recherches sur les animaux ont prouvé ce fait. Puis cette toxine qui envahissait les nerfs ou qui circulait dans les liquides de l'organisme arrive au système nerveux central. Dans ces cellules des centres nerveux, il existe une antitoxine préformée que Behring et Kitasato ont retrouvée dans le sang des animaux vaccinés contre le choléra; malgré cette antitoxine la toxine se fixe, s'*ancre* dans la moelle épinière. Cette fixation de la toxine dans la moelle épinière résulte de l'affinité extraordinaire que les cellules des cornes antérieures offrent pour la toxine : cette affinité est si grande que lorsque la toxine est *ancrée* dans la moelle épinière, notre thérapeutique ne peut plus l'atteindre pour la détruire. Alors la moelle épinière réagit contre cette intoxication : après quelques heures de réaction, il se produit une irritation des centres moteurs, c'est-à-dire le tétanos.

Le temps que la toxine met pour monter de la plaie jusqu'au système nerveux central constitue la durée du temps d'incubation. Cette incubation est d'après cela essentiellement différente suivant la plus ou moins grande longueur du trajet nerveux et suivant les dimensions des filets nerveux conducteurs. C'est ainsi qu'en moyenne l'incubation du tétanos est de cinq jours chez le cheval, d'un jour et demi à deux jours chez le chien, de huit à douze heures chez la souris (Meyer. *Die experimentelle Pharmakologie.* Vienne.)

La toxine produite par le bacille du tétanos voyage grâce à son affinité chimique pour la substance nerveuse. Von Behring et Meyer (*loc. cit.*, p. 538) ont prouvé qu'elle voyageait le long et à l'intérieur des filets nerveux.

Le bacille lui-même ne voyage pas, il est et il demeure dans la plaie où il se multiplie et où il fabrique en même temps sa toxine, comme nous venons de le dire.

La connaissance de ce fait a conduit von Behring à conseiller de faire les injections d'antitoxine dans les conduits nerveux par lesquels la toxine partie de la blessure cherchera à atteindre le système nerveux central. Par exemple dans le nerf sciatique pour une blessure du pied, dans le plexus brachial pour une blessure de la main ou du bras. C'est par ce moyen que von Behring, dans un cas qui semblait perdu, a pu éviter à un de ses vieux collaborateurs une mort épouvantable. Ce collaborateur s'était infecté dans son laboratoire avec une culture pure de tétanos, qu'un fragment de verre profondément enfoncé, lui avait inoculée dans la main. Von Behring lui fit aussitôt avec succès une injection d'antitoxine dans le plexus brachial correspondant.

2° L'action de la toxine tétanique dépend des conditions de la température. Le froid, c'est-à-dire la température basse du sang, met obstacle à son action. Aussi les animaux à sang froid ne réagissent-ils pas en présence de la toxine tétanique, à moins qu'on ne les maintienne longtemps à une température de 32°. (Meyer.)

L'on ne sait pas encore si le froid agit en arrêtant l'action de la toxine, c'est-à-dire en empêchant les réactions chimiques entre la toxine et le système nerveux central, ou bien s'il agit sur le bacille tétanique lui-même en l'empêchant de produire un élément toxique. Cette dernière hypothèse est la plus probable. Pourrait-on, par le froid, paralyser le bacille du tétanos ou l'empêcher d'être vénéneux ? Il y aurait là un moyen thérapeutique digne d'étude. Teller ne sait pas si l'on a fait l'observation que les cas de tétanos étaient plus rares pendant les campagnes d'hiver que pendant les campagnes d'été. L'on sait cependant que dans les pays tropicaux le tétanos est plus fréquent que dans nos climats tempérés et la fréquence du tétanos chez le nègre est bien connue. (Strumpel. *Lehrbuch der spez. Path. et Therap.*, p. 611.)

3° Le bacille du tétanos est anaérobie, il prospère seulement en l'absence de l'oxygène. Aussi pour sa culture n'emploie-t-on que des bouillons de culture « réduisants ». Pour cette raison aussi il niche dans les blessures profondes, souillées, dans des plaies en bouillie, en lambeaux, ou renfermant des poches. D'après von Behring, cela est dû à ce que lors de la destruction, par exemple, du tissu musculaire, ce tissu, en se nécrosant, s'empare de l'oxygène libre pour former des corps superoxydés. De même, la formation de l'acide lactique de la viande nécessite l'emploi de l'oxygène. Dans les tissus vivants, il se forme ainsi un espace mort. Dans cet espace mort, les lambeaux d'étoffes déchirées par un éclat d'obus ou d'autres corps étrangers, apportent des spores tétaniques renfermées dans des fragments de terre. Là, ces spores se trouvent alors dans des conditions favorables pour leur développement et pour la production et la multiplication des toxines; en un mot pour l'intoxication tétanique.

Fréquence du tétanos. — Nous avons vu au début de cette brochure que le nombre des cas de tétanos avait été considérable par rapport au nombre total des blessés. Nous trouvons dans les publications allemandes les nombres suivants qu'il me paraît intéressant de rapporter.

Eunike a eu 10 cas sur 3 000 blessés, c'est-à-dire 3,3 p. 1000.

Siemon, à l'hôpital de réserve de Munster, du 1er septembre au 13 octobre 1914, sur 1 500 blessés allemands, a eu 26 cas de tétanos, soit 16,6 p. 1000, c'est-à-dire un chiffre cinq fois plus élevé qu'il y a cent ans. Sur 600 blessés français, il a eu 2 cas, soit 3,3 p. 1000.

Hochhaus, à Cologne, à la fin d'octobre 1914, avait déjà eu, à l'Augusta Hopital, 60 cas de tétanos.

Goldschmidt, à la Société médicale de Francfort (5 octobre 1914), sur 11 décès de soldats blessés, avait eu 7 morts par le tétanos, c'est-à-dire 635 p. 1000. Un de ces blessés, après avoir présenté des symptômes tétaniques, était mort de sepsie.

Klaussner, dans les hôpitaux du 1er corps d'armée bavarois, en trois semaines, sur 3 300 blessés, a eu 21 cas de tétanos.

Wette, sur environ 1 000 blessés, eut 13 cas de tétanos.

Kreuter, sur 60 000 blessés et malades de différentes troupes allemandes, qu'il a soignés en Bavière jusqu'à la fin de septembre 1914, a eu une mortalité de 7 p. 1000, et, dans ces 7 p. 1000, 4 p. 1000, c'est-à-dire plus de la moitié des décès, sont dus au tétanos. Cette énorme proportion prouve bien quelle importance colossale (*kolossal Bedeutung*) l'infection tétanique a eue, même dans les hôpitaux de l'intérieur. A Erlangen, en deux mois, il n'y a pas eu moins de 31 cas de tétanos, et il faudrait dix ans de paix pour y voir pareil chiffre.

D'après les médecins allemands, la mortalité aurait aussi été considérable en France. Hartmann, d'après eux, aurait dit que beaucoup des blessés qu'il soignait seraient morts du tétanos. Au milieu d'octobre, à Paris, le tétanos serait devenu alarmant. La mortalité aurait atteint à peu près 100 p. 100. Un médecin parisien aurait observé une guérison sur 14 cas, un autre aurait perdu ses 4 malades tétaniques, un troisième n'espérait sauver que 4 tétaniques sur 20.

A la fin de novembre et en décembre, la fréquence du tétanos aurait continué à être épouvantable dans les armées alliées comme dans les armées allemandes ; un chirurgien, dans une inspection, aurait rencontré plus de 100 cas de tétanos. A Rouen, on n'aurait compté que 2 guérisons sur 10 cas. Il ne faudrait pourtant pas oublier qu'en 1870 le docteur Stricker aurait noté seulement 10 p. 100 de guérison. (Journaux allemands.)

ÉTIOLOGIE

La terre. — Tout le monde est aujourd'hui d'accord sur l'origine tellurique du bacille tétanique. J'en ai parlé jadis dans une brochure à propos de l'origine équine du tétanos, « *Sur le tétanos chez les marins* », que je publiai à l'instigation de M. le professeur Verneuil. Les spores du bacille tétanique existent fréquemment dans les excréments des chevaux, et von Lukas a, sur 17 chevaux examinés, constaté 16 fois la présence de ces spores. Il y a déjà longtemps que Sanchez-Toledo et Veillon ont prouvé que le bacille tétanique est un hôte habituel de l'intestin des herbivores et particulièrement du cheval. Aussi est-ce à la surface de la terre que ce bacille est surtout répandu ; à 30 centimètres de profondeur il est plus rare, par contre, il pullule dans le fumier.

C'est donc avec juste raison que la *Francfurter Zeitung* du 6 mars 1915 s'élève contre un conseil donné par le pasteur Gnister de Liepe an Usedom, dans un petit journal, *Aerztlicher Sachverstandiger Zeitung*, n° 2, 1915. Ce pasteur, qui ignore sans doute que le bacille du tétanos vit dans la terre, conseille de panser toutes les plaies avec de la terre humide et au besoin de rendre la terre humide en la mélangeant de salive afin, probablement, d'être encore plus sûr d'adjoindre au bacille tétanique toute la flore buccale. Il prétend que ces cataplasmes de terre suppriment la douleur des plaies et qu'ils lui ont permis d'obtenir, sans accident et sans aucun danger, des milliers de guérisons plus surprenantes les unes que les autres. La *Francfurter Zeitung* l'appelle avec raison un *gefahrlicher Ratgeber*, un conseiller dangereux.

L'infection du blessé peut provenir de la blessure elle-même, qui est souillée par de la poussière ou même par des particules de terre (éclats d'obus ou balles ayant ricoché). Elle peut se faire aussi directement au moment de la chute du blessé sur la terre ou pendant son séjour par terre. Je me rappelle, à Douai, avoir retiré de la plaie d'un jeune *Offiziervertreter* (aspirant officier) de Potsdam une dizaine au moins de grains de gravier, de l'herbe et autres saletés. D'après Eünike, l'infection peut se faire aussi par les vêtements recouverts de terre ou de boue renfermant elles-mêmes des germes tétaniques. Si la balle directe est stérile, la balle qui a ricoché a pu s'infecter précisément sur la terre. L'infection peut encore se faire directement lorsque le blessé, en rampant, cherche un abri contre les projectiles. Le docteur Jacobsthal, en constatant la fréquence plus grande du tétanos dans cette guerre, attribuait cette fréquence au grand nombre de travaux dans la terre, nécessités par la guerre de tranchées.

Suivant les régions, la terre contient plus ou moins de bacilles. Il y a des centres tétanigènes, c'est-à-dire des contrées où le tétanos est plus fréquent. Depuis longtemps, les médecins vétérinaires ont signalé ce fait, comme Pasteur l'avait déjà fait pour le charbon. Ils ont dressé une carte de ces centres. Czaplinski a constaté lui-même que le bacille tétanique paraît être d'une fréquence différente dans la terre, suivant les contrées ; le docteur Schultze, de Berlin, a dit : *Werden darf das Belgien und die Gegend Frankreich, in der wir sind, zweifellos nach dem, was ich horte, eine Tetanus Gegend.* La Belgique et la contrée de la France, dans lesquelles nous sommes, seraient sans aucun doute, à ce que j'ai entendu dire, des pays à tétanos. Le docteur Paul Guillon a dit : « La Marne comprend des zones tétaniques, c'est-à-dire des terrains où il y a souvent du tétanos, tandis qu'il y en a rarement ailleurs. » On a écrit que la terre de la vallée de l'Aisne contenait beaucoup plus de bacilles du tétanos que les contrées voisines. D'après le chirurgien anglais sir Bowlby, le tétanos serait moins fréquent dans les combats autour d'Ypres que dans la vallée de l'Aisne. Peut-être y a-t-il là, comme pour la flore, une condition tenant à la composition minéralogique du terrain. L'argile grasse des Flandres est-elle moins propice à la culture ou à la dissémination des spores tétaniques que la terre calcaire et poussiéreuse de la Champagne. Notons enfin que l'on prétend qu'en Angleterre les plaies sont plutôt infectées par les staphylocoques et les streptocoques, tandis qu'en France on rencontre surtout des anaérobies, bacilles du tétanos, de l'œdème malin et de la gangrène gazeuse.

Le tétanos aurait été fréquent dans les combats dans les Vosges ; il est vrai que, dans ces combats, les soldats, pendant des semaines dans les forêts ou dans les tranchées furent salis par la terre. Le professeur Madelung a dit que la supposition que des blessés, provenant de certains champs de bataille, seraient plus aptes que d'autres à contracter le tétanos, n'avait pu être vérifiée. Car souvent il était impossible de connaître le lieu où l'homme avait été blessé. Il est certain cependant, pour lui, que les grands combats de Mulhouse, de Saarburg, de Sennheim et ceux aux environs de Saint-Dié et de Saint-Mihiel avaient donné naissance à de nombreux cas de tétanos.

L'existence de terrains riches ou pauvres en spores tétaniques a été constatée scientifiquement en Allemagne. D'après Czaplinski, la vaccination avec de la terre de Cologne, faite à des animaux, n'a produit ni tétanos, ni œdème malin. Au contraire, à Gottingue, les expériences ont été positives; le bacille tétanique y est plus fréquent dans la terre. Ce fait, selon lui, expliquerait la fréquence plus grande du tétanos sur certains champs de bataille. Czaplinski a démontré, en même temps, qu'il y a souvent, en même temps que le tétanos, d'autres sepsies, ce qu'avait déjà prouvé les recherches de Frank sur les infections mixtes. Dans la terre, évidemment, il n'y a pas de cultures pures de tétanos Peut-être, est-ce à l'association du bacille tétanique avec d'autres microbes que l'on doit certaine virulence extraordinaire de ce bacille tétanique, fait que l'on rencontre dans les infections mixtes. Depuis longtemps, on connaît l'importance au point de vue pathologique des associations microbiennes. Du fait de ces associations, ou du fait de la présence de corps étrangers, ou encore par suite de l'attrition ou de la destruction des tissus, les phagocytes employés ainsi ailleurs, n'empêchent pas l'envahissement microbien. Ces microbes associés deviennent des *favorisants* de l'infection. C'est un rôle qui joue parfaitement, par exemple, le *Micrococcus prodigiosus*.

Modes de blessures. — La connaissance de l'existence primordiale du bacille du tétanos dans la terre, explique la fréquence plus ou moins grande de cette complication, suivant la cause de la blessure et suivant le siège de la blessure. Il est évident que la balle qui n'a pas ricoché, a toutes les chances pour ne pas entraîner avec elle des spores tétaniques. Il n'en est pas de même des éclats d'obus et du shrapnell, l'obus ayant éclaté dans la terre, ses fragments entraînent presque toujours avec eux des particules de terre, comme souvent, d'ailleurs, la balle qui a ricoché. Partant de cette idée sans doute, on a dit que le tétanos survenait presque toujours après des plaies par projectiles d'artillerie. Busch a dit « *fast immer*, presque toujours ». Schneider, sur 22 cas de tétanos, a trouvé que 17 avaient été produits par des projectiles d'artillerie. Eunike, à l'hôpital de Ludwighafen, sur 10 cas de tétanos, a trouvé qu'un cas résultait d'une plaie par balle et 9 d'une plaie par éclat d'obus ou par shrapnell; il attribuait cette fréquence plus grande, dans ces derniers cas, à ce que les plaies par projectiles d'artillerie étaient plus grandes, plus anfractueuses et, par suite, plus aptes à s'infecter secondairement.

Les blessures par balles ont aussi un haut pourcentage. Kreuter, sur 31 cas, a eu 12 cas par balle d'infanterie contre 17 par obus et 2 par shrapnell. Siemon reconnaît que la balle française, à manteau de cuivre, n'est pas plus dangereuse qu'un autre projectile, car, dans la moitié des cas de tétanos, les plaies avaient été faites par des éclats d'obus. *Der Verdacht, dass das franzosische Kupfermantelgeschoss, mit beschuldigt werden musste, war nicht hellbar.* Muller affirme que toute blessure étendue, anfractueuse des parties molles, faite par des éclats d'obus ou des shrapnells doit être suspectée. Czerny, à la Société d'histoire naturelle et de médecine d'Heidelberg (16 septembre 1914), a constaté que sur 17 cas de tétanos, 13 fois la cause avait été un éclat d'obus et 4 fois seulement une balle. Plusieurs fois, il a trouvé des fragments de vêtement dans les plaies. Bazy, en France, d'après les journaux allemands, sur 129 cas de tétanos, aurait reconnu 120 cas comme suite de plaies par projectile d'artillerie et 9 cas seulement par balle de fusil. Les fragments à surface plane doivent entraîner plus souvent des fragments de vêtement dans les plaies que des balles pointues qui se contentent de trouer les vêtements quand elles frappent par la pointe et nous avons vu que les fragments de vêtements, salis par la terre, pouvaient très bien être le véhicule des spores tétaniques. Eunike a dit qu'il était difficile de prévoir le tétanos, cependant la manière dont la plaie a été souillée et surtout la pénétration dans la plaie de lambeaux d'étoffe, avec un mélange de sable et de petites pierres, sont des indices précieux. Une statistique, publiée par Madelung, semble devoir détruire cette idée que le tétanos est surtout fréquent après les plaies par projectiles d'artillerie. Sur 160 cas de tétanos, il a eu 80 cas par balle d'infanterie ; 53 par éclat d'obus et 27 par shrapnell. Il y aurait exactement égalité entre les projectiles d'artillerie et ceux d'infanterie. Mais les plaies par balles d'infanterie sont souvent plus fréquentes que les plaies par autres projectiles. Il aurait fallu indiquer combien il y avait de blessés par ces deux genres de projectiles. Il ne faut donc pas plus accepter l'opinion de Madelung que l'opinion de Wette de Cologne, qui prétend que le mode et la gravité de la blessure paraissent n'avoir aucune influence sur le tétanos. Klaussner aussi, sur 21 cas de tétanos, a trouvé seulement 3 cas avec blessure par projectiles d'artillerie.

Le **siège de la blessure** a aussi une importance qu'il est facile de comprendre. Ce sont les plaies des extrémités qui sont le plus sujettes à être en contact direct avec la terre et par suite à être infectées. Le blessé, en tombant, met les mains en avant autant que possible, le blessé aux pieds ou aux jambes a sa blessure plus exposée à la poussière de la terre. Klaussner a constaté que le tétanos se rencontrait souvent chez des blessés par projectiles d'artillerie, atteints de plaies graves surtout des extrémités. Dans un cas, les quatre extrémités avaient été blessées. Madelung a examiné 166 cas de tétanos à propos de la plaie, porte d'entrée de l'infection. Dans 5 cas, la tête avait été atteinte; dans 8 cas, le tronc seul; dans 50 cas, les extrémités inférieures seules, et dans 103 cas, il y avait eu plaies multiples, plaies des extrémités inférieures et supérieures. Dans aucun cas, il n'y avait eu de plaie pulmonaire, peut être par suite de la richesse en oxygène du tissu pulmonaire. Monckeberg a communiqué à la Société médicale de Dusseldorf (séance du 7 décembre 1914) 30 cas de tétanos. Au point de vue du siège des lésions parfois multiples, il a trouvé que dans 9 cas il y avait des lésions des extrémités supérieures et dans 25 cas des lésions des extrémités inférieures. Cette prédominance des plaies des extrémités inférieures est connue depuis longtemps et s'explique très bien par ce fait que les pieds se contaminent plus facilement que les mains par suite de l'origine tellurique du bacille tétanique. L'on peut d'ailleurs se rappeler l'expérience des vétérinaires qui trouvent que le tétanos chez le cheval s'observe presque exclusivement dans les blessures des pieds.

Kreuter a constaté que les plaies des extrémités inférieures étaient surtout dues à des balles de fusil; dans 6 cas de tétanos sur 31, une balle avait traversé le mollet. Ces plaies s'infectent plus facilement par la marche dans des terrains remués ou par un long séjour dans les tranchées. Muller a reconnu aussi que le tétanos était surtout causé par les plaies des membres.

La **nature de la plaie** a-t-elle de l'importance au point de vue de la genèse du tétanos? Monckeberg a examiné 30 cas de tétanos à ce point de vue. Dans 17 cas, la porte d'entrée était une plaie suppurante; dans 2 cas, il y avait complication de gangrène gazeuse, et, dans 11 cas, les plaies étaient en voie de guérison; dans 3 de ces 11 cas, il y avait eu amputation. Dans 1 cas de tétanos, à Douai, que j'air apporté, l'amputé étant presque guéri, la marche du tétanos fut très rapide. Dans 1 autre cas que j'ai vu à l'hôpital de Boulogne-sur-Mer, un marin opéré de hernie, dont la plaie était cicatrisée, fut enlevé en quelques heures par un tétanos foudroyant le jour où il devait sortir de l'hôpital. Kreuter a observé que chez ses tétaniques les blessures par obus étaient le siège d'une suppuration abondante, mais Kreuter exerçait en Bavière, loin du champ de bataille, et ces blessures avaient eu par suite tout le temps de suppurer. Muller a remarqué aussi que le tétanos se rencontrait surtout dans les cas de grande destruction musculaire et d'ouverture d'articulation avec suppuration abondante. Dans beaucoup de ces plaies, il avait trouvé des éclats d'obus, des fragments de paille (*Strohreste*) ou des morceaux d'uniformes, de *feldgrauer*. Deux fois seulement, il put constater la présence de spores tétaniques, une fois dans un morceau d'habit et une autre fois dans le pus de la plaie.

La conclusion est que si les blessures par balles d'infanterie peuvent donner le tétanos, en cas de pénurie de sérum, on devra d'abord injecter les blessures anfractueuses et suppurantes par projectiles d'artillerie des extrémités inférieures.

Causes adjuvantes. — Existe-t-il des causes pour ainsi dire adjuvantes dans les cas d'infections tétaniques?

Conditions atmosphériques. — Le docteur Schultze, de Berlin, affirme que les temps humides sont favorables à l'éclosion du tétanos. Il a observé 20 à 25 cas de tétanos par temps humide et aucun cas par temps sec. Nous ne croyons pas à cette influence atmosphérique. L'humidité est, en effet favorable au développement des microbes, mais par temps sec les microbes renfermés dans la poussière se disséminent partout et ils trouvent dans l'humidité des plaies dans lesquelles ils pénètrent, les conditions d'humidité nécessaires pour leur développement. A Douai, au début de septembre, il faisait sec et c'est pourtant à ce moment que j'y ai vu apparaître les premiers cas de tétanos. (Voir plus haut l'action du froid sur la tétanotoxine.)

Race. — Y aurait-il une influence de la race, un peuple serait-il plus apte, plus facile à être infecté qu'un autre?

Siemon, en décembre 1914, dans l'hôpital de réserve de Munster en Westphalie, a signalé le fait que le tétanos était plus fréquent chez les Allemands que chez les Français. Sur 1500 blessés allemands, il y avait eu 26 cas, soit 1,66 p. 100; sur 600 Français il n'avait observé que 2 cas, soit o, 33 p. 100. Peut-être, disait-il, la cause de la plus grande fréquence du tétanos tient-elle à la composition de la balle française qui est entièrement en cuivre. Cette affirmation n'a pas de valeur, puisque dans plus de la moitié des cas de tétanos les blessures proviennent de projectiles d'artillerie.

Kurzak, à Cologne, s'est demandé, lui aussi, si les Allemands n'étaient pas plus souvent atteints du tétanos que les Français. Mais dans l'hôpital de forteresse 7ª, sur 199 blessés français il eut 6 cas de tétanos dont 2 morts. Dans un autre hôpital, sur 400 blessés français il eut encore 7 cas graves de tétanos. De son côté, Wiedmann, à Cologne, signale qu'il a eu 6 cas de tétanos chez des Français (cas moyens et légers avec 1 mort).

Pour savoir si cette assertion était fondée, Madelung, à la commission d'enquête de Strasbourg, au début de janvier, fit demander qu'on voulût bien le renseigner sur la nationalité des tétaniques. Mais on ne répondit pas exactement à sa demande, et sur 174 cas de tétanos on ne signala que 8 Français (5 morts, 3 guéris). Cela n'empêche pas Madelung de dire que, d'après ses renseignements bibliographiques, le tétanos était aussi fréquent sinon plus chez les Français que chez les Allemands.

En Angleterre, on n'a pas observé beaucoup de cas de tétanos. D'Arcy Power n'en a rencontré que quelques cas à longue période d'incubation; mais il a fait observer avec raison que le tétanos doit surtout se montrer et se soigner dans les hôpitaux de campagne.

Infection secondaire. — Une plaie qui n'a pas été infectée au moment de la blessure, ni par le projectile ni par la chute ou le séjour sur la terre, peut-elle être infectée ultérieurement, soit pendant le transport, soit pendant le séjour à l'hôpital? Nous le croyons. Kowel, cependant, ne veut pas admettre la possibilité de l'infection tétanique contractée pendant le transport du blessé dans un wagon à marchandises ou dans un wagon à bestiaux. Mais Czerny a observé 17 cas de tétanos sur des blessés transportés ensemble dans un wagon, aussi ne conseille-t-il pas de transporter les blessés dans des wagons à marchandises, ayant peut-être déjà servi au transport de chevaux.

Siemon, de Munster, est également de cet avis lorsqu'il conseille, en interrogeant les blessés, de rechercher, s'il n'y a pas eu possibilité d'infection par la terre ou par des objets sales, si pendant le transport le blessé n'a pu être infecté par la paille, s'il n'a pas été transporté sur un cheval ou enfin s'il n'a pu être infecté dans l'établissement hospitalier lui-même, le pansement plus ou moins bien fait protégeant mal le blessé pendant ce temps.

Paille. — Pour ma part, j'ai constaté que presque tous

les blessés qui furent atteints du tétanos à Douai avaient séjourné plus ou moins longtemps : 1° sur la terre des champs de bataille ; 2° sur de la paille dans des églises, des écoles, des fermes, des granges. Quelques-uns y restèrent même cinq à six jours avant d'être pansés, laissant ainsi leurs plaies devenir une porte ouverte à l'introduction dans l'organisme de tous les microbes possibles. Beaucoup ensuite furent amenés à l'hôpital de Douai, couchés sur une paille plus ou moins souillée de terre ou d'autres ordures.

Les Allemands eux-mêmes, qui, au début, étaient transportés rapidement en automobile après un séjour minimum sur le champ de bataille, furent à ce moment exempts du tétanos. Mais plus tard, quand, par suite du grand nombre de blessés dans les attaques contre Arras, les mêmes précautions furent impossibles à prendre, beaucoup furent amenés à l'hôpital couchés sur la paille. Beaucoup d'autres furent même transportés à la gare, allongés dans ces grands chars qui servent au transport des récoltes et que l'on avait pour la circonstance remplis de paille jusqu'à la hauteur des barres longitudinales. Les Allemands alors furent victimes à leur tour du tétanos.

Il résulte de ces faits que si le contact de la terre est dangereux au point de vue tétanos, le contact de la paille, toujours plus ou moins souillée par la terre sur laquelle elle a séjourné, peut être suspecté également à juste titre.

Contact direct. -- Le blessé, une fois transporté et

admis à l'hôpital, peut encore être infecté par le tétanos. Dans les guerres antérieures, on a observé de véritables épidémies de tétanos dans certains hôpitaux. Busch, en 1866, dans l'hôpital du Schloss Hradek, a eu 12 cas de tétanos sur 500 malades. Il est vrai que les blessés étaient couchés dans un manège côte à côte et sur la paille. Eberhart, à Cologne, a parlé du danger de la transmission du tétanos d'un malade à un autre, d'où la nécessité d'isoler les tétaniques et de leur donner un personnel spécial.

A Douai, 3 blessés couchés, presque l'un près de l'autre, furent atteints de tétanos.

A l'appui de cette opinion nous pouvons encore citer l'observation du docteur Hans Kohler qui, en quatre semaines, a observé 7 cas de tétanos sur 320 blessés. 5 de ces blessés avaient été transportés dans une chambre et couchés l'un à côté de l'autre. Les trois premiers avaient été infectés sur le champ de bataille; ils faisaient partie d'un même régiment et, blessés en même temps, ils étaient restés couchés les uns à côté des autres sur le lieu du combat. Ces trois premiers donnèrent le tétanos aux deux autres, car ils touchaient à leurs pansements avec leurs mains sans précaution et ils faisaient leurs pansements près de leurs lits.

Comment cette contagion peut-elle s'effectuer? Jacobsthal a signalé un mode d'infection tétanique inconnu provenant de remèdes employés. Cette infection peut être produite par le Bengawar Djambi, filament d'une fougère des Indes occidentales.

A la suite de 2 cas de tétanos chez qui on avait employé ce remède comme hémostatique, Jacobsthal a examiné un certain nombre d'échantillons de Bengawar. Dans 3 échantillons sur 7 examinés, il a trouvé des spores de tétanos, il ne faut donc employer pour les blessures que du Bengawar stérilisé. Il étudie en ce moment pour savoir si la désinfection ou la stérilisation du Bengawar modifie la puissance hémostatique de ce médicament.

Mouches. — Je pense que les mouches peuvent aussi transporter d'une plaie sur une autre les bacilles du tétanos, même quand ils n'ont pas encore donné lieu à l'apparition de phénomènes tétaniques. Deux ou trois fois, en effet, à Douai, ce furent des voisins de lit qui furent atteints du tétanos.

En 1914, l'on put constater une énorme abondance de mouches dans l'hôpital de Douai. D'autres confrères ont pu faire les mêmes constatations dans divers hôpitaux, à Laon, par exemple. Attirées sans doute par l'odeur du sang et des plaies gangreneuses ou en suppuration, les mouches y devinrent un fléau. Malgré les bouteilles *ad hoc*, les cimetières de mouches, les bandes agglutinatives, les lits étaient couverts de mouches. Il était presque impossible de faire un pansement sans voir tout d'un coup une ou deux mouches se poser sur la plaie, bien que souvent l'on fît le pansement d'une seule main pour pouvoir de l'autre chasser les mouches. Au début de juillet 1914, pendant un voyage en Perse, nous avons été importunés d'une façon terrible par une quantité de mouches qui, sans répit, venaient s'abattre sur nos figures dont elles faisaient un « mouchodrome ».

SYMPTOMES

Dans beaucoup de leurs communications, les médecins allemands ont insisté sur les premiers symptômes du tétanos, car il est urgent de traiter les tétaniques dès le début de cette infection.

Hochhaus déclare qu'il faut reconnaître les premiers symptômes du tétanos. Ces symptômes, dit-il, peuvent être jugés par le médecin comme n'ayant aucune importance, le malade ne s'en plaignant pas.

Ces premiers symptômes sont : une petite sensation de contraction, de tension, une douleur insignifiante dans les muscles du visage, plus rarement de légères douleurs, des picotements dans le cou, ou une sensation de tension dans la poitrine. Ces premiers signes sont si légers qu'il semble souvent au malade inutile de les signaler.

Souvent les premiers prodromes se manifestent dans le membre atteint. Le blessé éprouve une légère sensation de contraction dans ce membre, une douleur suivie bientôt d'une contraction brusque et involontaire de quelques muscles. Ce n'est qu'après cela qu'apparaissent le trismus et la raideur de la nuque.

Le professeur Muller constate aussi que les crampes locales précèdent volontiers le trismus. Dans ces cas, le blessé se plaint de raideur dans les muscles lésés, d'une tension douloureuse et de mouvements nerveux spontanés. Il existe bientôt une tendance à la transpiration, une constipation, une dysurie et des troubles du sommeil, preuve de la circulation des toxines. Pour fairè un diagnostic précoce, chose importante, il ne faut donc pas attendre comme le font beaucoup de médecins allemands, l'apparition du trismus.

Muller appelle aussi l'attention sur ce fait que ces crampes proviennent surtout d'excitations extérieures, un cri dans la salle, la fermeture ou l'ouverture brusque d'une porte, la chute d'une objet, la marche bruyante d'un infirmier, l'éclairage brusque de l'électricité, le toucher avec des mains froides, tout cela peut provoquer l'apparition d'une crampe.

Kreuter reconnaît aussi l'importance des crampes locales dans le membre blessé. Ces crampes atteignent souvent quelque groupes de muscles, elles persistent même souvent limitées à ces muscles pendant toute la durée de la maladie. Elles peuvent ensuite se généraliser dans tout le système musculaire. Elles déterminent la rigidité du membre blessé et sont remarquables par la vivacité des douleurs qu'elles occasionnent. Kreuter a observé ces symptômes dans la moitié des cas.

Il est souvent très difficile d'attribuer à un début de tétanos ces mouvements musculaires, surtout chez les grands blessés, qui ont toutes sortes de douleurs. Cependant, il faut faire attention quand les patients disent d'eux-mêmes que ces contractions résultent d'excitations extérieures, porte ouverte ou fermée, pas lourd d'une personne qui passe, etc. Dans ce cas, il n'y a plus à douter : il s'agit du tétanos. Ce symptôme du début est souvent plus fréquent que les autres signes plus caractéristiques du tétanos. Kreuter a vu deux fois le trismus être précédé de véritables crampes isolées du masséter, crampes ayant occasionné des morsures de la langue, et cela même dans le cas de plaies des membres. Une seule fois, il a observé un cas de tétanos limité à la tête avec paralysie faciale ; ce cas, malgré tous ses soins, s'est terminé par la mort.

Kreuter constate que chez l'homme le tableau symptomatique est toujours identique : d'abord quelques prodromes apparaissent dont on méconnaît parfois l'importance. Telle est en première ligne la difficulté de la déglutition (*Schluckbeschwerde*) qui existe presque toujours et qui ne correspond à aucune lésion. L'examen de l'arrière-gorge est négatif ; malgré cela, on croit parfois à un début d'angine et l'on ne reconnaît son erreur que trop tard, quand on voit apparaître d'autres symptômes du tétanos. Dès que l'on reconnaît cette difficulté de déglutition, il faut porter un pronostic très sérieux, observer sans interruption le blessé et instituer un traitement énergique par le sérum, le deuxième symptôme qui se montre est le trismus coïncidant avec les contractures et bientôt avec les crampes générales.

Goldschreider a remarqué que le tétanos débute souvent par les muscles situés au-dessous de la porte d'entrée de l'infection, c'est-à-dire de la blessure. Lorsque les contractures apparaissent, elles sont surtout marquées dans ces mêmes muscles, et lorsque le blessé s'achemine vers la guérison, ce sont ces symptômes locaux qui disparaissent les derniers. L'exagération des réflexes est un des caractères les plus frappants du tétanos. Le réflexe de Babinski apparaît dans le tétanos, en partie, comme symptôme local, en partie, comme signe d'une augmentation générale de l'irritabilité nerveuse. Le réflexe de la mâchoire inférieure est ordinairement très exagéré. Un symptôme qui n'a pas été jusqu'à présent signalé dans le tétanos, c'est l'augmentation de l'excitabilité mécanique des troncs nerveux, telle qu'on l'observe dans la tétanie. Un symptôme également assez fréquent consiste en une douleur à la pression derrière le muscle sterno-cléido-mastoïdien dans la direction de l'apophyse transverse de la vertèbre cervicale.

Schneider, comme premier symptôme du tétanos, indique : douleur fugitive faisant faire un mouvement brusque, douleur rhumatismale, raideur dans l'extrémité blessée, légère lassitude dans les mâchoires, douleur dans la bouche, brèves contractions des muscles de la poitrine, sensation de piqûres dans les côtés, sueurs abondantes, douleurs traversant la plaie.

DIAGNOSTIC

Le diagnostic du tétanos n'offre aucune difficulté : le trismus, l'opisthotonos et les contractions cloniques de tout le corps forment une unité facile à reconnaître.

Cependant Quincke dit qu'au début du tétanos on peut se tromper. Il a vu un cas de tétanos à forme chronique, c'est-à-dire lent qui lui fut envoyé avec le diagnostic angine.

Le professeur Voelker, d'Heidelberg, a observé un cas où le diagnostic entre le tétanos et la polyarthrite rhumastismale était difficile. L'articulation de la mâchoire enflammée donnait l'apparence du trismus et les autres articulations douloureuses au moindre changement de position simulaient les convulsions des extrémités.

Les Allemands citent aussi le cas publié par Bergé et Pernet. (*Bull. et Mém. de la Société de médecine de Paris*, 1913, p. 71.) Ces auteurs, se basant sur le trismus, l'opisthotonos et les mouvements convulsifs portèrent le diagnostic *tétanos*, et à l'autopsie ils trouvèrent une atrophie granuleuse du rein ; les manifestations musculaires étaient de nature urémique.

Dans tous les cas, Eunike conseille de se méfier de tout début de trismus que le malade peut attribuer à une manifestation rhumatismale. Il y a nécessité d'instituer pour le tétanos un traitement précoce.

Peut-on rechercher directement la présence des bacilles tétaniques dans une plaie? L'examen bactériologique des sécrétions d'une blessure donne des résultats trop incertains. Aussi Fahr, à la Société médicale de Hambourg, préconise-t-il les expériences sur les animaux comme étant bien supérieures à l'examen morphologique ou à la culture, pour cette recherche, du bacille tétanique sur la plaie.

Jacobsthal est de cet avis également. Pour lui, les recherches sur les animaux constituent un procédé de choix. Cependant, ces recherches échouent quelquefois *in anima vili,* et cet échec doit être attribué à la pullulation d'anaérobies résultant d'infection mixte.

Fraenkel reconnaît lui-même que la preuve morphologique de la présence du bacille tétanique dans une plaie est très difficile à obtenir; d'un autre côté, la preuve par la culture demande du temps. Si la proposition de Rumpell donnait un résultat pratique, ce serait un fait très heureux, car l'on pourrait alors instituer avec certitude la thérapeutique prophylactique et cette thérapeutique pourrait agir avant l'apparition des crampes.

Peut-être enfin pourrait-on constater la présence de la toxine dans le sang avant l'apparition des symptômes du tétanos. Mac Clintock et Hutchisson (*Journal of inf.*

diseases, 13, p. 300) ont pu, chez des moutons qui avaient été infectés par le tétanos, reconnaître cette toxine dans le sang quatre jours avant l'apparition des symptômes. Malheureusement, ces résultats ne se retrouvent pas chez l'homme.

En France, Courmont a démontré que pour le tétanos il n'y a pas de séro-diagnostic possible par la recherche de l'agglutination.

PRONOSTIC

La question du pronostic est intimement liée à la durée de l'incubation.

Kreuter reconnaît que cette incubation est extraordinairement variable. Dans certains cas, le tétanos survient quelques heures seulement après la blessure ; les symptômes apparaissent alors d'une façon pour ainsi dire tumultueuse, la mort est rapide, car il ne faut pas oublier l'axiome : Plus l'intervalle entre la blessure et l'apparition du tétanos est court, plus le cas sera grave et plus la guérison sera douteuse. Par contre, on peut dire que, dans tous les cas qui ont une incubation de huit à dix jours, le pronostic est favorable. Plus l'incubation est longue plus la forme est légère.

On compte comme durée d'incubation l'intervalle de temps qui s'écoule entre le moment de la blessure et le moment de l'apparition des symptômes tétaniques. Le plus souvent le blessé est inoculé au point de vue du tétanos par le projectile qu'il reçoit. Nous avons vu la plus grande fréquence du tétanos produit par les éclats d'obus. Ces éclats, outre qu'ils font des blessures plus graves, plus anfractueuses, plus contuses sont souvent en même temps souillés par la terre dans laquelle l'obus a éclaté. Mais il peut arriver que l'infection se fasse plus tard, la plaie restant toujours une porte ouverte pour l'entrée du bacille tétanique. C'est ce que nous avons dit à propos de l'infection secondaire (paille, wagons, mouches, etc.). Il est, par suite, difficile d'établir avec certitude une durée moyenne de la période d'incubation.

Bayer a donné les chiffres suivants. Sur 63 cas de tétanos ; au 6e jour, 13 cas ; au 7e, 8 cas ; au 8e, 13 cas ; au 9e, 10 cas ; au 10e, 11 cas ; puis pour les 14e, 16e, 17e, 18e, 20e jour, au total 8 cas avec 2 morts. — Dans la plupart des cas, le tétanos se montra entre six et huit jours (34 cas) ; après dix jours, on observa encore 11 cas.

Eunike, à Ludwigshafen, a constaté que l'incubation variait entre neuf et vingt et un jours. Le plus grand nombre de cas parut être entre douze et dix-huit jours ; sur 10 cas, il y eut 5 morts.

Moritz, à Cologne, sur 3 cas graves, a eu 2 morts après une incubation de quatre à cinq jours. Le tétanique qui survécut avait eu une incubation de douze jours. Kreuter, dans 31 cas, vit le tétanos apparaître 5 fois dans les sept premiers jours ; 20 fois dans les huit à quatorze jours ; et 6 fois dans les quinze à vingt jours.

Pour Klaussner, l'incubation, dans 21 cas, a varié entre cinq et seize jours. De ces 21 blessés, 17 sont morts dans les quatre jours après le début des symptômes.

Wette, qui a soigné 13 cas de tétanos, avec, comme

résultat, 10 morts et 3 guérisons, a constaté que l'incubation avait duré : sept jours dans 4 cas ; neuf jours dans 3 cas; onze jours et vingt et un jours dans un cas chaque. Dans les 3 cas qui guérirent, l'incubation avait duré onze, douze et dix-sept jours.

Au point de vue du pronostic, la température et le nombre de pulsations n'ont donné aucune indication valable au docteur Klaussner. Un de ses malades dont la température ne dépassa pas 38° et le pouls 90 et 96 est mort. Il reconnaît cependant que la fréquence du pouls et l'élévation de la température vers la fin sont des signes peu favorables.

Le chiffre de la mortalité varie avec la durée de l'incubation.

Pour Kreuter, dans les cas à incubation courte, la mortalité varie entre 80 à 90 p. 100. Pour une incubation allant au delà de la deuxième semaine, le pourcentage est meilleur, mais il ne faut pas oublier que, même dans ces cas, les symptômes peuvent s'aggraver tout d'un coup et être suivis rapidement de mort. En traitant les cas éclos dans le cours de la première semaine, on a par le traitement par le sérum le plaisir de voir une petite amélioration de la mortalité. Mais, dans la deuxième semaine, ce traitement donne des résultats bien plus favorables.

D'après Schneider, plus la durée d'incubation est courte plus le cas est grave. Cependant il rapporte un cas de décès en vingt-quatre heures, et un autre au bout de trois jours, et pourtant, dans ces deux cas, la durée de l'incubation avait été de douze et de quatorze jours.

Goldschreider constate aussi qu'il existe des exceptions à la règle qui veut que plus l'incubation est longue, plus la maladie sera légère. Au point de vue du pronostic, il faut tenir compte de la manière dont la respiration, la déglutition, et les fonctions du larynx sont atteintes. Lorsque les narcotiques agissent bien sur les crampes, cela est un bon signe.

Klaussner non plus n'a pu constater que plus courte est l'incubation, plus rapide et plus grave sera le tétanos. Il a eu un cas ou, après une incubation de onze jours, la mort survint le jour qui suivit le début du tétanos. Dans 4 autres cas, la mort survint deux jours après l'apparition du tétanos et pourtant, dans deux de ces cas, l'incubation avait duré cinq jours ; dans le troisième cas, elle avait duré neuf jours, et dans le quatrième, douze jours.

D'après Wette, dans 4 cas l'incubation dura sept jours ; dans 3 cas, neuf jours, et, dans 2 autres cas, elle fut de onze jours et de vingt et un jours. Dans les 3 cas qui se terminèrent par guérison l'incubation avait été de onze, douze et dix-sept jours.

Pour Walther, les cas à incubation courte ne peuvent être sauvés par l'antitoxine, les cas à incubation longue peuvent seuls guérir par le sérum.

Dreyfus et Unger, sur 32 cas de tétanos, ont eu 22 guérisons. Ils distinguent les cas de tétanos en :

1° cas graves, ceux dont l'incubation ne dépasse pas neuf jours; 2° cas légers, ceux dont l'incubation dure dix jours et plus. Dans leurs 10 cas de mort, 5 ont succombé d'une façon foudroyante, entre deux et quatre jours après le début des accidents. Lorsque les premiers symptômes apparurent, ces blessés-là avaient déjà une dose de toxine léthale dans leur système nerveux. 15 cas, dont l'incubation avait varié entre six et neuf jours, donnèrent 9 décès; 17 autres, dont l'incubation avait été de dix à vingt-quatre jours, ne donnèrent qu'une mort.

Lors de la discussion sur le tétanos, qui eut lieu à la London medical Society, au milieu de décembre 1914, M. H. Gordon (*The Lancet*, 31 décembre), se basant sur les recherches de Vaillard et Vincent (1891), déclara que le pronostic du tétanos était lié surtout à l'association des bacilles tétaniques avec d'autres bactéries virulentes, en premier lieu avec les anaérobies de Welsch. Nous avons vu la fréquence du tétanos associé à la gangrène gazeuse, leurs bacilles étant tous deux des anaérobies.

Pour Heddaüs, le pronostic sera d'autant plus favorable que l'on pourra plus tôt arrêter l'action des toxines, d'où l'importance de l'emploi prophylactique du sérum et, quand le tétanos est déclaré, de l'emploi curatif de ce sérum aussi hâtif que possible. Il distingue, lui, les cas tétaniques en cas graves, c'est-à-dire à courte incubation et à généralisation rapide des crampes, et en cas légers, à longue incubation (de sept à neuf jours).

Karl Kolb, à Schéveningue, qui avait soigné 3 cas par l'antitoxine, a eu malgré cela 2 morts et une guérison.

Kreuter, dans les cas observés par lui, a vu la durée du tétanos varier entre trente-six heures et vingt-sept jours; cette durée, dans les cas mortels, a été de un jour et demi à huit jours; de ses onze cas de mort, huit ont succombé dans les quatre jours qui suivirent le début du tétanos.

Rothfuchs avoue que l'on s'effraye partout du chiffre élevé de la mortalité malgré l'emploi de l'antitoxine, du sulfate de magnésie, de l'acide phénique et même du liquide ascitique des malades cardiaques. Selon lui, l'existence de tant de traitements prouve que contre cette terrible maladie nous avons bien peu de ressources. Si quelques auteurs croient à l'action favorable de l'antitoxine contre le tétanos, beaucoup de médecins croient, au contraire, à la *non-valeur* de ce traitement.

Quel est donc le chiffre de la mortalité dans le tétanos?

D'après Rose, la mortalité du tétanos était, il y a encore quelques années, de 80 à 90 p. 100. Dans la première semaine d'incubation, la mortalité était de 90 à 95 p. 100. Dans les incubations plus longues, la mortalité était de 50 à 55 p. 100. Moritz, de Cologne, d'après les communications de ses collègues, a reconnu que ces chiffres étaient trop vieux et que la mortalité de 80 à 90 p. 100 par le tétanos ne pouvait plus être admise.

Le professeur Madelung, sur 166 cas qui lui ont été

signalés, a eu 115 morts et 51 guérisons. La mortalité était donc d'environ des deux tiers. Il est vrai que dans la guerre civile d'Amérique, sur 505 cas de tétanos il y eut 451 décès, soit, environ, 89,3 p. 100.

Permin a publié à ce sujet des statistiques quelque temps avant la guerre. Il a recueilli pour cela les cas de dix-huit cliniques chirurgicales.

Il donne d'abord le chiffre total des 330 cas de tétanos sans s'occuper du traitement, soit avec, soit sans sérum.

Incubation.	Cas.	Mortalité.
Jusqu'à 10 jours	199	78,9 p. 100
Au-dessus de 10 jours. . .	108	37 —
Inconnue	23	34,8 —
Total	330	62,1 —

Il recherche ensuite le chiffre de la mortalité, suivant que l'on a employé ou non le sérum.

Incubation.	Mortalité.	
	Sans sérum.	Avec sérum.
Jusqu'à 10 jours.	94,7	72,8
Au-dessus de 10 jours . .	70,2	40,4
Inconnue.	58,3	47,5
Total.	78,9	57,7

Permin lui-même a eu 31 cas de tétanos, avec 11 morts, c'est-à-dire une mortalité de 35,5 p. 100.

	Cas.	Morts.	Mortalité.
Jusqu'à 10 jours.	14	9	64,3
Au-dessus de 10 jours . .	17	2	12,2

Durée de l'incubation.	Cas.	Morts.	Mortalité.
Jusqu'à 7 jours. . . .	5	3	60 p. 100
— 14 jours. . . .	20	7	35 —
— 21 jours. . . .	6	1	16,7

Au-dessus et au-dessous de la 1re semaine.	Cas.	Morts.	Mortalité.
Jusqu'à 7 jours. . . .	5	3	60 p. 100
Au-dessus de 7 jours. .	26	8	30,8

Le traitement qu'il a employé (injection de sérum intraveineuse, intralombaire à hautes doses), a donc modifié considérablement les chiffres de la mortalité.

Incubation : jusqu'à dix jours, le chiffre est descendu de 78,9 à 64,3; plus de dix jours, 37 à 12, 2. Et encore, il faut noter que sur ces 11 cas de morts, le diagnostic n'a pas été fait dans 1 cas au début, et 2 autres n'ont pu être bien soignés faute de sérum, la statistique sans cela aurait peut-être encore été meilleure.

La conclusion, c'est qu'avec les traitements actuels le chiffre de la mortalité par le tétanos à notablement diminué.

ANATOMIE PATHOLOGIQUE

Quelles sont les lésions que l'on trouve à l'autopsie du tétanique ?

Moritz a fait observer que, même dans les cas où chez les tétaniques la broncho-pneumonie devient la cause de la mort, il ne faut pas oublier que l'observation clinique prouve aussi que la mort est due à une intoxication.

Frank a fait 32 autopsies de tétaniques. Dans 12 cas, il a trouvé de la broncho-pneumonie avec bronchite purulente. Dans 5 de ces cas, il y avait des streptocoques, et, dans 5 autres, des pneumocoques, quatre fois il a trouvé de la *Schluckpneumonie* (pneumonie provenant de l'introduction de parcelles alimentaires dans les voies respiratoires, par suite de la contracture des muscles du larynx). Dans 12 cas, il y avait de la méningite purulente, qui avait pu causer la mort. Enfin, dans 4 cas, où on n'avait pas trouvé de lésion, la mort était due manifestement à l'empoisonnement tétanique.

Fraenkel, à la Société de médecine de Hambourg (1er décembre 1914), a fait aussi une communication sur le résultat de l'autopsie de 7 tétaniques ; un seul cas fut véritablement négatif, on ne retrouva pas la cause de la mort, même en examinant le sang. Chez les six autres, on trouva, chez le premier, une hémorragie cérébrale ; chez le deuxième, une altération du myocarde ; chez le troisième, une lésion vertébrale avec lésion pulmonaire et gros hémothorax ; chez le quatrième une pneumonie du lobe inférieur ; chez le cinquième, une infection mixte avec le bacille de la gangrène gazeuse ; chez le sixième, une infection mixte (streptocoques et anaérobies).

De son côté, le professeur Monckeberg, à Dusseldorf, a fait l'autopsie de 30 tétaniques ; 16 fois il a trouvé des foyers de broncho-pneumonie, et 8 fois de la bronchite purulente, due peut-être à la pénétration de substances alimentaires dans les voies respiratoires.

Il a constaté, dans 15 cas, 11 fois des altérations des glandes thyroïdes et des lésions de la rate (atrophie ou lésions cellulaires) qui, du vivant du blessé, ont dû occasionner des troubles fonctionnels. Peut-être les blessés porteurs de ces lésions sphéniques antérieures au tétanos étaient-ils de ce fait plus prédisposés à contracter le tétanos. Il y a là certainement un rapport entre les lésions spléniques et le tétanos.

Enfin, Monckeberg a constaté dans 30 autopsies la présence constante du météorisme abdominal dû au ballonnement du gros intestin et souvent aussi de l'intestin grêle. Pour lui, ce météorisme, peut-être résultant de la thérapeutique, est un signe caractéristique du tétanos.

Avant de terminer, notons que Quincke fait observer que beaucoup de tétaniques ne meurent pas par suite de l'état de contracture des muscles respiratoires, mais que leur mort est due, au contraire, au relâchement complet, à la paralysie de ces muscles.

Pour lui, la crampe des muscles respiratoires cause aussi peu la mort que ne la causait jadis l'élévation de la température du corps.

TRAITEMENT DU TETANOS

Pour mettre de l'ordre dans les nombreux travaux que les Allemands ont publiés sur le tétanos, nous diviserons le traitement du tétanos : 1° en traitement local, c'est-à-dire en traitement de la blessure, porte d'entrée de l'infection, et 2° en traitement général, soit spécifique (préventif et curatif), soit symptomatique.

1° Le traitement local

Nous avons vu que le bacille tétanique pénétrant dans une plaie, s'y installait à demeure et y établissait, dans les anfractuosités de la plaie, son centre de fabrication de toxine.

Il est donc nécessaire de soigner tout d'abord toute plaie suspecte, plaie anfractueuse par éclat de projectile d'artillerie.

Dans ce but, Muhsam conseille de réséquer tous les tissus dont la circulation sanguine est insuffisante, il conseille d'enlever tous les éléments qui absorbent l'oxygène et permettent ainsi le développement des bacilles tétaniques.

D'autres médecins allemands ont recommandé surtout les pansements aseptiques et antiseptiques des plaies, les cures d'air chaud (*Heissluftkur*), les injections intraveineuses d'eau salée et surtout la teinture d'iode, qui a été préconisée en France par le docteur Delbet. L'on sait que le docteur Henri de Rothschild en a donné deux cent mille ampoules à l'armée française.

Le docteur Ritter affirme que la question capitale pour la prophylaxie du tétanos consiste dans le traitement primitif de la blessure. Il s'agit, par tous les moyens possibles, de stériliser cette blessure, ou du moins, de la rendre pauvre en germes toxiques. Dans ce but, il recommande : 1° d'exciser 1 centimètre environ des bords de la plaie dans les six ou douze premières heures; 2° d'employer la méthode de l'hyperémie de Bier; 3° par l'emploi des balsamiques (baume du Pérou), de lutter contre le séjour des agents d'infection dans la plaie. Mais, comme le fait très bien observer le docteur Hoguet, de New-Yorck, les infections des plaies tiennent à l'impossibilité d'avoir en campagne les habits et le corps propres. Aussi, si les fractures sont les blessures les plus nombreuses, le tétanos et la gangrène gazeuse en sont les complications les plus fréquentes.

Eberhart, à Cologne, pour obtenir ce résultat, a préconisé le traitement des plaies par le baume du Pérou.

Martin, de Cologne, conseille, au premier symptôme de tétanos, d'exciser la blessure, de pratiquer de larges incisions pour libérer la plaie sans faire attention aux muscles.

Dreyfus et Unger s'occupent avant tout d'améliorer autant que possible l'état de la plaie. Ils enlèvent tout tissu sphacélé, tout fragment d'os, tout corps étranger. Ils incisent les anfractuosités, nettoyent à fond avec l'eau oxygénée. En même temps, les membres sont nettoyés par des bains chauds prolongés, la plaie est tamponnée avec des tampons trempés dans l'antitoxine (10 à 50 AE[1] suivant la dimension de la plaie). Parfois, enfin, ces médecins font une injection de sérum (50 AE) au pourtour de la plaie.

Siemon, de Munster, recommande le nettoyage des foyers d'infection et le curettage des plaies.

Kreuter reconnaît que, pour le tétanos comme pour toutes les autres maladies infectieuses, la prophylaxie est de la plus grande importance. Cette prophylaxie doit être locale et générale. Le traitement prophylactique locale doit consister à mettre la plaie dans des conditions mauvaises pour le développement des bacilles du tétanos. Il faut, pour cela, simplifier les plaies autant que possible, faire disparaître les recoins, les anfractuosités, enlever tous les corps étrangers, surtout ôter les morceaux de terre et de fumier de cheval, et veiller à l'issue facile des sécrétions de la plaie.

1. AE = *Antitoxine einheit* = unité d'antitoxine. Cette unité, d'après V. Behring, est la quantité de sérum nécessaire pour immuniser 1 gramme de souris blanche contre une dose mortelle de toxine.

Amputations. — Le meilleur moyen de nettoyer une plaie souillée, est évidemment de la supprimer et de la remplacer par une nouvelle plaie régulière et aseptique, d'où l'idée d'amputer les membres chez les blessés atteints du tétanos ou même suspects, car on ne peut pas voir facilement si la plaie renferme ou non des bacilles du tétanos, ce bacille ne produisant pas de suppuration et n'occasionnant aucun trouble dans la plaie.

Pour Voelcker, le traitement local consiste surtout dans la destruction des germes tétaniques dans la plaie. On empêche ainsi l'introduction de nouvelles toxines dans la circulation. Le moyen le plus radical est l'amputation. Mais, parfois, en cas de blessures multiples, on ne sait où se trouve la porte d'entrée du tétanos. Dans deux cas où l'on aurait pu faire une amputation, Voelker s'est contenté d'ouvrir largement la plaie par des incisions et de cautériser énergiquement cette plaie avec de l'acide phénique. Ce procédé a amené un nettoyage très rapide de la plaie. La cautérisation phéniquée pénètre beaucoup mieux dans la profondeur des tissus. Elle ne produit pas d'escarres solides comme les autres caustiques et, par suite, son emploi dans les parties profondes n'est pas limité.

Kreuter rapporte que l'on conseillait jadis de retrancher la plaie, de l'exciser, et même d'amputer les extrémités afin de supprimer les germes du tétanos, mais déjà, en temps de paix, la pratique a prouvé que ce *modus faciendi* ne donnait aucun résultat dans les cas graves. L'expérience a prouvé que la pénétration de la toxine dans les nerfs se fait si rapidement et si radicalement, que les opérations mutilantes ne peuvent tout au plus qu'empêcher l'apport de nouvelles toxines.

Des médecins américains ont fait des expériences intéressantes, sur cinquante cochons d'Inde, trente chiens et dix brebis, pour établir quelle était la valeur thérapeutique des amputations. Ils ont inoculé à une partie de ces animaux le tétanos, en le leur injectant dans la queue. Dès que les premiers symptômes tétaniques se montraient, ils amputaient la queue, puis ils laissaient tous ces animaux sans aucun traitement spécifique. Les animaux amputés de la queue mouraient dans le même temps et avec les mêmes symptômes que les animaux qui n'avaient pas été amputés. L'opération n'avait, par suite, aucune influence sur la marche de la maladie. L'on peut cependant être autorisé à enlever de petites parties de l'organisme qui sont devenues une source d'infection, comme, par exemple, un doigt fracassé. Malgré cela, Kreuter a vu deux cas graves où l'on avait pu aussitôt retrancher les points d'entrée de l'infection se terminer fatalement dans un court espace de temps. C'est pour la même raison que les injections locales de sérum curatif, près du point d'entrée du tétanos, ne donnent pas plus de résultat que les injections sur un autre point quelconque du corps. L'emploi du sérum sec pour saupoudrer les blessures et l'emploi d'onguents renfermant de l'antitoxine ne promettent pas d'autre succès. Il faut d'ailleurs penser qu'il se fait vers l'extérieur, une suppuration abondante et un fort afflux de sérosités dans les plaies compliquées de fractures osseuses multiples. Cette sécrétion empêche en partie l'absorption de l'antitoxine.

En conséquence, Kreuter reconnaît que les excisions des plaies, les désarticulations, les amputations, dans le cas de tétanos déclaré, n'ont aucune influence sur la durée de cette maladie. Il cite à l'appui de cette opinion trois cas dans lesquels on avait pris toutes les précautions : Amputation du pied, vingt-quatre heures après l'opération, tétanos et mort. Amputation de la cuisse pour gangrène totale de la jambe, quatre jours après, tétanos et mort, etc. Cela prouve ce que l'on doit penser des amputations dites prophylactiques, et cela prouve aussi peut-être que le bacille du tétanos ne se cantonne pas uniquement à sa porte d'entrée, mais qu'il traîne dans quelque autre point du corps. Car, autrement, comment expliquer ces cas-là, à moins d'admettre que la toxine marche très rapidement aussi bien dans le sang que dans les nerfs.

Heddaüs pense que l'amputation des membres et l'extirpation des foyers tétaniques ne garantit nullement une guérison. Il faut neutraliser la toxine et la rendre inoffensive par l'introduction d'un antidote comme l'antitoxine et peut-être aussi le sulfate de magnésie et l'acide phénique.

Le professeur Muller ne conseille l'ampution que si

la plaie est située dans un endroit facile à atteindre, et si de cette plaie par projectile fortement infectée, on voit partir un tétanos local, violent et précoce. Dans certains cas, la gravité de la blessure est telle que l'amputation paraît nécessaire. Dans ces cas, à la première manifestation du tétanos, il faut amputer sans plus tarder.

Siemon, de Munster, recommande, entre divers procédés de traitement local, les opérations chirurgicales, les amputations de doigts, d'orteils, et même de membres.

Martin, de Cologne, ne fait pas d'amputation. Il n'a eu recours à cette extrémité que dans un cas, pour un orteil.

Wette, de Cologne, a constaté que l'amputation d'une main n'a aucune influence sur la marche du tétanos.

Zeissler, tout en montrant que le nombre des blessés infectés n'est pas en rapport avec la possibilité d'être infectés, reconnaît que l'amputation est très fondée dans la thérapeutique du tétanos.

Klaussner, dans les hôpitaux du 1er corps d'armée bavarois, sur 21 cas de tétanos, a vu le tétanos apparaître 7 fois après des amputations. Dans un cas, l'amputation du bras avait été pratiquée cinq jours après la blessure, ce qui n'empêcha pas le tétanos de survenir onze jours après l'opération.

Pour Hochhaus, l'amputation du membre blessé est le procédé le plus énergique pour se débarrasser de la cause de la maladie. Mais Hochhaus se demande si, à l'apparition du tétanos, il est encore temps de faire une opération. Presque tous les chirurgiens ont répondu négativement, et les recherches expérimentales ont prouvé que si l'on ampute un membre où siège un foyer de tétanos, cette amputation n'empêche pas l'apparition du tétanos. Hochhaus, à ce propos, cite cinq cas. Premier cas : Amputation, tétanos vingt-quatre heures après ; mort au bout de neuf jours. Deuxième cas : Amputation, tétanos six jours après ; mort quatre jours après. Troisième cas : Amputation, tétanos trois jours après, guérison. Quatrième cas : Amputation, tétanos trois jours après ; mort au bout de quatre jours. Cinquième cas : Amputation, tétanos un jour après ; mort au bout de quatre jours. Ces cinq cas prouvent bien que l'amputation n'a exercé aucune action protectrice contre le tétanos.

Le professeur Schnitzler, à Vienne (Société de médecine de Vienne, 27 nov. 1914) ne pense pas qu'après l'apparition du tétanos une amputation d'extrémité supérieure ou inférieure puisse encore être utile (*noch nutzen konne*). Sur vingt-deux cas de tétanos qu'il observa, dix de ces blessés avaient été amputés, huit d'entre eux avaient subi des amputations des extrémités, deux des désarticulations, et un avait été amputé du pied et de l'avant-bras gauche.

Von Romberg, à la Société médicale de Munich (4 déc. 1914), a affirmé que l'amputation des membres pour tétanos était évitée par l'injection intranerveuse et que, par suite, il ne fallait plus parler de ces opérations devenues inutiles.

Nunemann Rudolf, dans sa thèse inaugurale (Giesen, nov. 1914), a reconnu qu'un corps étranger qui avait blessé l'orbite avait été retiré sans que cette extraction eût de l'influence sur le tétanos.

Schneider constate aussi que les opérations faites ne paraissent pas avoir d'influence sur la gravité de la maladie.

Pour ma part, je crois que les opérations, les amputations des membres, sièges de lésions graves, n'arrêtent pas l'éclosion du tétanos et n'entravent pas sa marche. Témoin le fait que j'ai cité d'un cas foudroyant de tétanos, survenu chez un adjudant amputé de cuisse et presque guéri. J'ai observé aussi à l'hôpital de Boulogne le cas d'un marin qui, opéré de hernie, fut pris de tétanos le jour de sa sortie, après guérison complète de la plaie opératoire qui s'était réunie par première intention. Ce marin succomba en quelques heures, environ quinze jours après sa cure radicale de hernie.

Pendant notre séjour à l'hôpital militaire de Douai, lors de la première épidémie de tétanos, tous les malades étaient pansés soigneusement. Nous avions de l'eau oxygénée en abondance, de la teinture d'iode, de la gaze iodoformée. Rien ne nous manquait, grâce aux nombreuses acquisitions de pansements antiseptiques que la Commission de l'hôpital avait faites dès le début de la guerre. Mais, à la fin d'octobre, lors de la deuxième épidémie, il n'en fut plus de même. Nous n'avions plus rien, les médecins allemands de Cambrai étaient venus à Douai et avaient enlevé de l'hôpital tous les pansements antiseptiques qu'ils avaient pu emporter. Les pharmacies civiles étaient à sec. Nous n'avions plus aucun pansement, et nous étions réduits à laver les plaies avec des solutions très étendues de fortune, solutions vaguement antiseptiques. Tantôt on employait un peu de sublimé, de permanganate de potasse, tantôt un peu de teinture d'iode ; quand, à force de recherches ou de démarches, on pouvait obtenir une petite quantité de ces substances. Plus de compresses, plus de gaze, naturellement plus d'eau oxygénée. Une ouate de qualité tout à fait inférieure et quelques bandes qu'on lavait de suite et que l'on ne pouvait guère sécher, et encore moins stériliser. Je revis alors la pourriture d'hôpital, l'*Hospitalbrand* des Allemands, dont j'avais conservé le souvenir terrifiant de 1872. A cette époque, externe chez M. le professeur Paris, à Lille, je vis tous ses opérés succomber successivement de pourriture d'hôpital, malgré de nouvelles opérations faites parfois avec le couteau d'amputation chauffé à blanc.

A Douai, à part une hémorragie en nappe qui faillit enlever un amputé de cuisse, je n'eus pas d'accident sérieux. Les points de suture se coupèrent, les plaies se creusèrent et de petites hémorragies eurent lieu, mais grâce à de fortes applications de teinture d'iode pure, deux fois par jour, grâce aussi au dévouement d'une dame de la Croix-Rouge qui parvint à me rapporter de Lille vingt-cinq paquets de gaze iodoformée, qui furent réservés aux blessés atteints de pourriture d'hôpital, j'eus la satisfaction de ne perdre aucun amputé, par suite de cette redoutable complication. Le jour où je fus enlevé et envoyé en Allemagne, j'étais depuis la veille sans aucun pansement, sans aucun anesthésique, éther, chloroforme, etc.

Oxygène. — Les bacilles du tétanos étant comme les bacilles de la gangrène gazeuse des anaérobies, l'idée vient naturellement à l'esprit de chercher à les détruire en les mettant en contact avec de l'oxygène, surtout *in statu nascendi*, d'où l'emploi de l'eau oxygénée et des autres substances superoxydées mettant facilement l'oxygène en liberté. Car l'oxygène agit non seulement sur les bacilles, mais encore sur les toxines qu'ils secrètent.

Teller reconnaît que cette propriété du germe tétanique de se développer en l'absence de l'oxygène, c'est-à-dire l'anaérobiose n'a pas été encore suffisamment utilisée au point de vue thérapeutique. C'est pourtant par ce moyen que l'on peut, avec raison, attaquer le bacille tétanique. L'industrie de la chimie pharmaceutique a inventé beaucoup de préparations qui peuvent mettre de l'oxygène en liberté sur la surface d'une plaie, sans enflammer cette plaie, par exemple, l'eau oxygénée (Merk), l'ortizon (Bayer), le perhydrol de magnésium.

Toutes les blessures qui viennent d'être souillées par de la terre, par des lambeaux de vêtement sale, ou par toute autre substance, sont suspectes au point de vue du tétanos. Donc, on doit, outre le traitement chirurgical, nettoyer ces plaies avec de l'eau oxygénée, ou des bâtonnets, ou des poudres dégageant de l'oxygène. De même pour les plaies anciennes qui ont déjà donné lieu à un début de tétanos, on ne peut obtenir le résultat salutaire qu'en mettant en leur présence, de l'oxygène. Le bacille tétanique étant tué par l'oxygène, ce gaz, surtout à l'état naissant, nettoie doucement et mécaniquement les plaies, il détruit les germes nuisibles, détache les lambeaux de graisse, les caillots de sang, les tissus nécrosés, sans jamais exercer une action nocive.

Schumacher, à Berlin, et Sieber (*Hoppe Seylers, Zschr.*, 32., 1901, p. 573), ont, dans des expériences, observé un fait très intéressant et très important. Les différentes toxines, comme l'abrine, et les toxines de la diphtérie et du tétanos voient leur toxicité annihilée par les superoxydes. C'est ainsi que Schumacher a pu, par l'eau oxygénée et le peroxyde de chaux (*kalzium superoxyd*), faire disparaître la toxicité d'une grande quantité de toxines. Ces toxines, trop actives pour les recherches sur les animaux pouvaient être employées après avoir été oxydées. Batelle et Stern (*Biochem. Zschr.*, 13, 1903, p. 44) se servirent pour atteindre ce résultat et pour étudier les peroxydases des tissus animaux de l'hydroperoxyde d'éthyle (peroxyde acétylé de benzène). Freer (*Ref. biochem. Zbl.*, 1903, p. 1977) prouve ainsi que le benzoyl acétyl peroxyde était un antiseptique très actif pour l'intestin. Jahn (*Ark. f. experim.*

Path. u. Pharmak., 76, p. 16) s'efforça de découvrir un moyen d'oxydation capable de lutter contre l'action des toxines et de leur permettre ainsi d'employer ces toxines dans les recherches sur les animaux. Il choisit pour cela l'acide iodosobenzoïque, mais cet acide ne ne répondit pas à son attente. Son action sur les toxines n'était pas ce qu'il recherchait.

L'eau oxygénée et le peroxyde de chaux peuvent détruire les toxines, et Sieber attribue cette action à leur oxygène naissant. Une expérience concluante prouva que le persulfate d'ammoniaque pouvait atteindre ce même but. Wacker (*Zbl. f. Bakt.*, 1894) et Schumacher (*Derm. Woch.*, 60) purent démontrer que ce sel était un puissant agent d'oxydation, jouissant en outre, d'un notable pouvoir comme désinfectant. Contrairement à l'eau oxygénée et au superoxyde de calcium, il peut être employé en injection intraveineuse. Ce sel est en effet peu toxique, comme l'a démontré Wacker, et comme on devait du reste s'y attendre, car le persulfate d'ammoniaque, sel neutre d'un métal léger, reste neutre, tout en abandonnant son oxygène.

Le persulfate d'ammoniaque est en clinique un bon antigonococcique, il arrête les écoulements et tue les gonocoques. Pour prouver l'action de ce sel sur les toxines, Schumacher injecta à des cochons d'Inde huit fois la dose mortelle de toxine diphtéritique. L'animal de contrôle meurt après vingt-quatre heures. Un autre animal, qui, avant cette injection « octuple » de toxine diphtéritique, avait reçu une injection de 2 centimètres cubes d'une solution à 5 p. 100 de persulfate d'ammoniaque en dix minutes, ne souffrit nullement de l'intoxication. Un troisième animal, qui avait reçu la même injection de persulfate d'ammoniaque et une deuxième injection de toxine dix minutes plus tard, vécut douze heures de plus que le cochon d'Inde de contrôle.

Schumacher fit les mêmes constatations pour la tétanotoxine, il continue ses recherches sur la destruction des toxines par l'oxygène.

L'oxygène a donc une action, non seulement sur le bacille anaérobie du tétanos, mais aussi sur la toxine de ce bacille, d'où son emploi, non seulement comme préventif, mais encore comme curatif, c'est-à-dire son emploi sur les plaies suspectes et sur les plaies infectées par le bacille tétanique.

Spiro, de Strasbourg, se basant sur ce fait que l'eau oxygénée jouit, comme peroxyde, de la propriété essentielle d'abandonner facilement de l'oxygène, conseilla son emploi dans les cas de tétanos. Il recommanda aussi de répandre sur la plaie du sucre, pour utiliser ce vieux moyen de conservation des substances animales.

Mosbacher conseille aussi l'emploi de l'oxygène dans le traitement du tétanos. Il se sert, dans ce but, de l'eau oxygénée unie à un carbamide, c'est-à-dire de l'ortizon. Cette substance contient 36 p. 100 d'eau. Elle se fabrique en bâtonnets, en tablettes et en poudre. L'ortizon a été employé pour le traitement des plaies.

Trummer, Ruhemann, Rindfleisch, Walther, Schellenberg, Krieke, Rapp, Rossie, Tripold, etc., enfin, Weintraud, Jochmann et Krieke, l'ont utilisé comme prophylactique contre le tétanos.

Le perhydrist, le perhydrol de Merck, le pergenol de Byk et le peraquin de Kenning ont été utilisés dans le même but.

Schneider conseille également le traitement chirurgical des plaies par l'oxygène, sous forme de *Weintrauds Ortizon Wundstiften* (bâtonnets d'ortizon pour les plaies de Weintraud).

Rudoff Pichler, à Villach, préconise l'action de l'eau oxygénée mélangée dans la proportion de 1 ou 2 p. 100 avec de la vaseline pure et de la carbamid. La fabrique Weissenstein, en Carinthie, fabrique dans ce but, deux émulsions, le peraquinfest et le peraquinsalbe. Étant donné l'action de l'oxygène sur les anaérobies, Pichler recommande de laver les plaies avec de l'eau oxygénée et de les enduire ensuite de cette émulsion.

En suivant la même idée, Ern. Fraenkel, de Berlin, conseille l'emploi de l'eau oxygénée pour nettoyer les plaies, bien que l'eau oxygénée en solution de 3 p. 100 renferme des traces d'acide. Il préfère l'ortizon qui renferme en poids 36 parties d'oxygène pure et 64 parties de carbamid, et le perhydrol, le perhydrist et le peraquin de la fabrique Bayer.

Weintraud, se basant surtout sur le fait que le bacille tétanique est un anaérobie, recommande surtout de ne pas employer les pansements épais qui empêchent l'entrée de l'air dans les plaies anfractueuses profondes. Il conseille, en même temps, de traiter ces plaies avec des préparations oxygénées, par exemple avec les bâtonnets d'ortizon de la fabrique Elberfelder.

Muller se sert également de ces bâtonnets, qui sont commodes et très maniables. Il fait plusieurs fois par jour de grands lavages de la plaie avec des solutions d'eau oxygénée. Il donne des bains locaux oxygénés et pour permettre un apport plus fréquent et plus énergique d'oxygène dans la plaie, il emploie des bombes d'oxygène (sorte de ballons munis d'un tube terminé par une aiguille à injection). Les résultats qu'il a obtenus ne sont pas encore suffisants pour pouvoir formuler des conclusions certaines. « En tout cas, dit-il, les considérations théoriques vont à l'appui de ce traitement des plaies, et, dans une maladie aussi terrible que le tétanos, on doit essayer tout ce qui paraît devoir donner de bons résultats, sans pouvoir, en agissant avec prudence, causer quelques inconvénients.

Hinterstoisser, de Teschen, recommande d'introduire beaucoup d'oxygène dans les plaies pour détruire les conditions d'existence des anaérobies. Pour cela, on devra panser les plaies à ciel ouvert avec du perhydrol, injecter ensuite de l'oxygène dans le voisinage des plaies et introduire des bâtonnets d'ortizon dans les cavités de la plaie et dans le trajet des balles.

Enfin, Frost, dans sa dissertation inaugurale de 1914, a dit que le traitement du tétanos consistait surtout à retirer rapidement le blessé du champ de bataille et à traiter la plaie par les divers procédés et entre autres par l'oxygène.

Kellermann a rapporté le cas suivant. Chez un blessé atteint de tétanos, des injections intraveineuses de grandes doses de sérum antitoxique n'ayant pas donné de résultat satisfaisant, on injecta de l'eau oxygénée à 3 p. 100 dans le trajet de la balle, en partie réuni ou guéri. Chaque jour, on fit une injection de 10 cm^3; la guérison fut rapide. L'injection d'eau oxygénée étant très douloureuse, on injecta de la morphine un quart d'heure avant l'injection d'eau oxygénée.

Hypochlorite de chaux. — Le docteur Wiessel, se basant sur les travaux de Calmette et Paltauf ayant démontré la bonne action du chlore dans l'infection par les serpents venimeux, conseille de saupoudrer la surface de la plaie avec le *calcium hypochlorosum.* En se servant pour cela d'un mélange formé d'une partie de ce sel pour dix parties de *Bolus alba*, le chlorure de chaux empêche le développement des bacilles et la production des toxines sur la plaie.

Air chaud ou froid. — A côté du traitement local des plaies par l'oxygène, nous devons placer le traitement des plaies suspectes d'infection tétanique par les insufflations d'air. Heisler, parlant du fait qu'il est impossible de diagnostiquer d'avance quelle plaie est susceptible d'être infectée par le tétanos, puisque de petites plaies de doigts ou d'orteils ont donné naissance au tétanos, tandis que de vastes plaies par obus n'ont été atteintes d'aucune complication, a recommandé le traitement suivant. Ne pas faire de suture; pratiquer au contraire de larges ouvertures dans toute anfractuosité et dans les recoins des plaies; procéder le plus tôt possible à l'ablation des tissus broyés ou nécrosés, puis traiter les grandes plaies ainsi ouvertes par des insufflations d'air chaud. Ce procédé, qui permet de dessécher les plaies et d'exciter la production des bourgeons charnus, a été employé avec succès par divers chirurgiens.

L'air froid donne le même résultat, mais son emploi est légèrement douloureux.

On peut employer aussi un courant d'air intensif dans la prophylaxie du tétanos. On se sert pour cela soit d'un appareil à douche d'air chaud, soit de l'air froid projeté par un ventilateur, une pompe d'auto, de bicyclette, ou enfin par un soufflet. L'on comprend facilement que l'augmentation d'apport d'oxygène par un courant intensif d'air, dans toutes les anfractuosités d'une plaie, empêche le développement des bacilles anaérobies, causes du tétanos.

Ces divers procédés agissent surtout sur la toxine, et il serait d'une importance capitale si l'on parvenait à détruire, en l'oxydant, cette toxine tétanique. Nous avons, en effet, déjà des moyens pour détruire les bacilles tétaniques eux-mêmes et les empêcher ainsi de produire de nouvelles toxines. Les rayons ultra-violets répondent à cette indication bactéricide.

Traitement par la lumière. — L'action des différents rayons du spectre solaire et l'action de la lumière solaire totale ont été utilisées déjà depuis longtemps pour le traitement des plaies. Mais leur emploi dans la thérapeutique des plaies par armes à feu a suscité de nombreux travaux pendant cette guerre.

Brill a utilisé cette action curative de la lumière et des rayons chauds surtout pour le traitement des plaies en suppuration.

Nagelschmidt a constaté aussi, chez beaucoup de blessés, l'action salutaire de la lumière sur les plaies et aussi son action bactéricide. L'eczéma autour des plaies, les fistules osseuses, les cicatrices s'améliorent sous son influence.

Le professeur Mayer, à la Frauenklinik, a employé, dans ce but, le Höhensonne artificiel pour le traitement des plaies. Il expose à la lumière de cet appareil environ 30 cm^2 de tissus en graissant et en protégeant les parties voisines. La durée de l'exposition varie entre quinze minutes et trente minutes, même quarante-cinq minutes. Il faut enduire la plaie avec une solution d'éosine pour la rendre plus sensible à l'action de la lumière. Il faut aussi faire attention aux yeux. Sous l'action bienfaisante de cette lumière, les plaies se nettoient, se couvrent rapidement de bourgeons charnus en même temps que la douleur diminue.

Hufnagel, à Namur, utilise les rayons ultra-violets pour le traitement local des plaies et aussi pour le traitement général des blessés épuisés par des hémorragies ou par de longues suppurations. Sous l'influence de ce traitement local, les plaies se nettoient et se couvrent de bourgeons charnus ; l'appétit et le sommeil reviennent et les douleurs diminuent. Il se produit une amélioration manifeste. Hufnagel emploie, dans ce but, une lampe de Quarz qui, avec 110 et 220 volts, donne une puissance de 1 200 à 1 500 bougies. Il fait, en douze jours, huit séances de lumière de deux à trois minutes, durée 3 k., et de trois à sept minutes, durée 3,8 k.

L'action bactéricide de la lumière a été ensuite employée pour combattre les bacilles anaérobies du tétanos.

Kuster, à Cologne, à la suite de recherches de laboratoire, a constaté que la toxine du tétanos était sensible à l'emploi des rayons lumineux.

Wiener, de Munster, expose le corps et les plaies des tétaniques à l'action du soleil.

Heisler se proposa de traiter les plaies ouvertes, surtout les plaies par obus et shrapnell, par des courants d'air chaud, pour éviter le danger du tétanos.

Hinterstoisser a conseillé de traiter le tétanos par la lumière ultra-violette, le Höhensonne artificiel et la lampe de Quarz de Kromayer.

Jacobsthal et Tamm ont reconnu que les spores du tétanos, comme aussi les anaérobies du groupe de l'œdème malin, sont extraordinairement sensibles à la lumière « onduleuse ultra-violette ».

Après avoir fait des recherches systématiques, Jacobsthal et Tamm ont exposé les plaies infectées artificiellement ou naturellement par le tétanos aux rayons de Quarz de Kromayer, ou à ceux du Höhensonne artificiel. Dans un certain nombre de cas, ils ont pu ainsi faire disparaître entièrement les bacilles du tétanos ou de l'œdème malin. On supporte très bien les rayons du Höhensonne pendant quinze à quarante-cinq minutes, à une distance de 25 centimètres du foyer ; mais il faut protéger les parties environnant la plaie en les recouvrant. On peut faire pénétrer les rayons de la lampe à Quarz dans les anfractuosités profondes des blessures en se servant de baguettes spéciales de Quarz.

Étant donné souvent le grand nombre de toxines au point d'infection (comme le prouve la toxicité du filtrat de Berkefeld), on recommande de procéder d'abord au nettoyage chirurgical de la plaie.

D'après Jacobsthal et Tamm, quand on ne désire pas faire d'amputation ou quand cette amputation est impossible (plaie du tronc), la thérapeutique des rayons ultra-violets est un des meilleurs procédés de guérison.

Jesionek surtout s'est spécialisé dans ce traitement du tétanos; il s'est efforcé de guérir par la lumière les malades atteints de cette complication.

Il base son traitement sur les considérations suivantes : « Nous sommes autorisés, dit-il, à admettre que les bacilles du tétanos et leurs spores séjournent d'abord dans l'organisme ainsi infecté spécifiquement, à l'endroit où ils ont pénétré dans le corps, à leur porte d'entrée, c'est-à-dire sur la plaie ou dans la profondeur de cette plaie. Nous n'avons pas d'indice sûr que les bacilles du tétanos et leurs spores voyagent dans l'intérieur des corps infectés. En tout cas, nous pouvons regarder le point d'entrée du *virus animatum* comme l'endroit où se fabrique la toxine. De la blessure, cette toxine remonte par la voie des troncs nerveux jusque dans les cellules ganglionnaires des centres nerveux. Nous devons en même temps compter avec ce fait, que les véhicules de l'infection séjournent longtemps au lieu de la blessure. De cet endroit, partent continuellement, sous forme de poussées, de nouvelles quantités déterminées de toxine vers les organes centraux. En règle au début du tétanos, il y a peu de groupes fixes de cellules ganglionnaires qui soient atteints par la toxine. Après ce début, il y a ordinairement un espace de temps assez long avant qu'un nouveau groupe de cellules ganglionnaires soit de nouveau atteint. Il faut, pour cela, que de nouvelles quantités de toxine soient fabriquées pour que le tétanos puisse atteindre tout son développement. Donc, après le début du tétanos, il y a toujours un temps donné pour supprimer les sources dont vont provenir de nouvelles toxines. La terminaison fatale du processus infectieux n'arrive en règle que lorsque, l'une après l'autre, toutes les nombreuses cellules ganglionnaires sont atteintes par les toxines arrivant toujours en quantité croissante. »

Il n'est pas prouvé qu'à l'endroit même de la blessure envahi par les bacilles du tétanos ou par les toxines tétaniques, il se produise aussi des antitoxines correspondantes. On ne peut cependant pas repousser avec certitude cette possibilité, malgré le défaut de *pathogénité* du virus pour la peau, le tissu cellulaire sous-cutané et le tissu musculaire. Sans aucun doute, la toxine manifeste déjà dans l'étendue de la plaie une certaine affinité pour le tissu nerveux. Là où la toxine sera fixée dans les cellules ganglionnaires, là vraisemblablement, comme conséquence, il se produira une antitoxine et un complément (sérum de l'exsudat). De ce *Komplement bindung reaction*, résulte une inactivité des toxines. Ce moyen très simple d'inonder de complément, c'est-à-dire de sérum, une plaie infectée, constitue le pouvoir *sérotactique* de la lumière.

En outre on peut aussi avec raison penser à utiliser la puissance bactéricide de la lumière pour traiter les plaies infectées de bacilles et de toxines tétaniques. Nous savons, en effet, que non seulement les bacilles tétaniques, mais encore leurs spores, sont à un haut degré sensibles à la lumière. L'emploi proportionné des rayons ultra-violets les tue facilement. La toxine tétanique elle-même, comme l'ont démontré Tappeiner et Iodbauer, est aussi, à un très haut degré, sensible à la lumière. Mais il paraît fort douteux, si même cela est possible en théorie comme en pratique, de faire pénétrer la lumière avec sa puissance bactéricide, dans les tissus qui renferment les anaérobies et les spores du tétanos. Il est difficile, en effet, de le faire quand on se trouve en présence d'un trajet de balle infecté par le tétanos et ne présentant seulement à la vue qu'une partie plus ou moins grande de ses orifices. La même difficulté existe, quand on doit exercer l'action directe de la lumière sur une toxine tétanique qui se trouve dans les filets nerveux de la plaie et qui est protégée par l'hémoglobine renfermée dans les vaisseaux sanguins périnerveux, l'hémoglobine jouissant de la propriété d'absorber la lumière. Les rayons lumineux, quand il s'agit de tissus infectés et détruits produisent une réaction inflammatoire. Cet exemple peut servir, si l'on arrive à créer une technique aussi simple que possible pour l'application thérapeutique de la lumière, tout en renonçant à son action bactéricide.

Jesionnek, en songeant à l'action de la lumière, au triple point de vue de la phagocytose, de l'augmentation des échanges d'oxygène dans les tissus envahis par des anaérobies et enfin de la réaction du complément, chercha à utiliser cette puissance curative de la lumière dans le traitement du tétanos.

En conséquence, chez les blessés chez lesquels le tétanos a déjà certainement fait son apparition, on expose aux rayons d'une lampe à mercure la plaie qui a dû servir de porte d'entrée aux spores tétaniques. Jesionnek, dans le but de fixer la technique de cet emploi de la lumière, indique : 1° à quelle distance la plaie doit se trouver de la source de lumière ; 2° quelle doit être la durée de cette exposition à la lumière ; 3° quel doit être le degré de force de la lumière, suivant l'état de la plaie. Il prit toutes les dispositions pour pouvoir, aussi rapidement qu'énergiquement, « inonder la plaie de sérum inflammatoire ». La plaie a-t-elle des bourgeons charnus sains, il donne la préférence à la lumière bleue (*blaulicht*). Si la plaie est à peu près guérie, il expose à la lumière la cicatrice et son entourage. Dans tous les cas, il continue ce traitement jusqu'à la disparition complète de tout symptôme tétanique.

Technique. — Jesionnek se sert, dans ce traitement, soit des rayons solaires directs, soit, en l'absence de rayons solaires d'une intensité suffisante, du Höhensonne de Bach, soit enfin d'une lampe Quarz et mercure récemment modifiée par la fabrique de la *Quarzlampengesellschaft* de Hanau.

Il faut, avant toutes choses, graduer l'éloignement de la source de lumière afin que le blessé n'ait jamais à souffrir de l'action thermique de la lumière. On évite la concentration des rayons chimiques, à cause de l'état d'anémie qu'ils produisent sur les tissus que l'on expose ainsi à la lumière. En négligeant l'action bactéricide de la lumière, on ne s'efforce pas d'envoyer dans la profondeur des tissus des rayons bactéricides de haute intensité ; tout au plus on utilise la puissance avec laquelle la lumière excite l'inflammation. En règle, on commence donc avec un éloignement de 1/2 mètre. A la deuxième ou troisième séance, on se rapproche jusqu'à 1/4 de mètre. La durée de la séance varie avec l'épaisseur des tissus, en moyenne une heure à une heure et demie de durée. Ne pas oublier de protéger les parties saines par l'application (surtout pas serrée) d'étoffes noires, on empêche ainsi les inflammations que produit la lumière.

Au début, on fait des séances presque tous les jours, jusqu'à ce que la plaie commence à se nettoyer. Quand ce résultat est obtenu, on espace les séances, on les fait tous les deux jours. On entoure ensuite la plaie avec un linge trempé dans l'eau boriquée. Ce pansement doit être changé au moins toutes les douze heures. Au début, on doit laisser agir sur la plaie tous les rayons provenant de la source lumineuse. Puis, sur les plaies ayant de bons bourgeons charnus, on ne se sert que de la lumière bleue. C'est dans ce cas que l'on emploie la lampe de Quarz de Kromayer munie de ses disques bleus. L'on peut aussi se servir de l'ancien Höhensonne de Bach que Jesionnek a modifié. Cet auteur utilise cet appareil en se servant d'un disque bleu fabriqué avec du verre uviol. Ce disque absorbe des rayons dans la partie optique du spectre ainsi que les rayons ultra-violets extrêmes. On ne doit jamais oublier, lorsque l'on se sert de lampes artificielles, que cette lumière intensive, par sa richesse en rayons ultra-violets extrêmes a la propriété de tuer les cellules. Enfin, Jesionnek se sert aussi de la lampe à rayonnement (*Bestrahlung*) du docteur Karl Brill de Magdebourg, lampe à action surtout thermique. L'emploi de la lumière est ainsi rendu aussi simple que bon marché.

Par l'exposition à la lumière, on cherche surtout à exciter une inflammation, une augmentation artificielle des processus curatifs physiologiques. Cette inflammation, provoquée par la lumière, détermine, en effet, une hyperémie et une exsudation séreuse abondante d'origine artérielle, ainsi qu'une prolifération, véritable réaction des tissus vitaux. Les bacilles anaérobies du tétanos sont donc attaqués de deux façons, d'un côté par un apport plus considérable d'oxygène que détermine, dans les tissus, la réaction inflammatoire provoquée par la lumière, d'un autre côté, par l'action bactéricide de certains rayons du spectre.

Pour bien faire comprendre la technique de ce procédé, voici résumées les quatre observations de Jesionnek :

Premier cas. — Le 8 novembre, plaie du haut de la cuisse par balle de fusil. Le 17 novembre, neuf jours après, début du tétanos. Traitement, injection sous-cutanée de 100 Ae et injection intraveineuse de la même dose. Mêmes doses le lendemain, le tétanos s'aggrave malgré des lavements de 5 grammes de chloral. Le 22 novembre, séance de lumière de cinq heures avec le Höhensonne et les disques bleus d'uviol. Le malade dort très bien, ce qui fait durer cinq heures la séance. La lumière a été dirigée sur la plaie et sur la peau comprise entre l'entrée et la sortie de la balle. Le 23 novembre, dermatite érythémateuse, mais pas de sécrétion séreuse. La plaie reste sèche et torpide.

Séance d'une heure avec Hohensonne, sans disque bleu. La surface de la plaie est seule exposée à la lumière. Le 24 novembre, sécrétion séreuse abondante de la plaie, diminution des symptômes tétaniques, le blessé peut avaler une nourriture liquide, ce qu'il n'avait pu faire les jours précédents. Le 25, l'amélioration continue, — jusqu'au 30 novembre, séance d'une heure chaque jour avec disque d'uviol bleu, — guérison. Pendant les cinq premiers jours, du 18 au 22 novembre, réaction positive sur la grenouille, à partir du dixième jour, 26 novembre, réaction négative.

Deuxième cas. — Nombreuses blessures graves le 11 novembre ; le blessé arrive le 28 novembre à l'hôpital de campagne, amputation du pied et tétanos ce jour-là ; le 29, séance de quatre heures de Höhensonne, exposition du moignon à la lumière. Ce moignon ne présente pas de ligne de démarcation entre les tissus nécrosés et les parties saines. Du 30 novembre au 5 décembre, séance d'une heure de Höhensonne. A partir du 2 décembre, plus de fièvre, le 7, grande amélioration. Le 11 décembre, nouvelle poussée tétanique grave avec cyanose. Cela continue encore le 14 décembre, deux heures de Höhensonne avec disque bleu d'uviol sur une blessure du dos. Au bout de quelques jours, plus de symptômes tétaniques, mais, le 21 décembre, le malade meurt de pleuro-pneumonie purulente, déterminée par ses blessures du tronc. Dans ce cas, il y a eu deux attaques successives de tétanos provenant sans doute de deux foyers différents. Elles ont guéri toutes deux.

Troisième cas. — Blessure du 17 novembre. Tétanos le 28 novembre, onze jours après la blessure. Le 2 décembre, injection de 100 Ae. Le 3, séance d'une heure de Höhensonne sur les plaies d'entrée et de sortie et sur la zone intermédiaire. Du 4 jusqu'au 7, même traitement ; les symptômes tétaniques s'améliorent mais restent encore graves jusqu'au 12 décembre ; le 14 décembre, guérison.

Quatrième cas. — Blessure du 2 décembre, plaie de la face et de la nuque par shrapnell ; le 24 décembre, premiers symptômes du tétanos qui ne se manifeste entièrement que le 28 décembre. Le 28 décembre, Höhensonne, une demi-heure. Le lendemain, dermatite érythémateuse ; du 29 décembre au 10 janvier, Höhensonne, chaque jour dix à quinze minutes avec disque d'uviol bleu. Le 31 décembre, il y eut amélioration ; la guérison eut lieu le 6 janvier.

Ces quatre cas de tétanos sont intéressants, malheureusement, ils ne sont pas assez nombreux pour permettre d'apprécier la méthode. Car ces cas ont eu une longue incubation et, dans ces conditions, il peut y avoir des cas spontanés de guérison ; malgré cela, comme le traitement des plaies par la lumière est bon, on pourrait, en exposant les blessés au soleil ou à la lumière de lampes de Quarz, empêcher peut-être le développement des bacilles anaérobies du tétanos (traitement prophylactique).

Des trois cas de guérison que j'ai observés à l'hôpital de Douai, deux avaient été transportés pour être isolés dans une chambre ayant une large baie et, par suite, bien éclairée. L'un de ces malades se tenait dans son lit près de la baie, dans un bain de lumière et l'autre qui couchait dans le fond de la chambre venait, sur mon conseil, exposer au soleil, près de la fenêtre, ses mains blessées.

Il est certain qu'étant donné l'action bactéricide bien connue du soleil, en même temps que son action curative des plaies, il faudra, autant que possible, mettre les blessés, surtout ceux suspects de tétanos dans les meilleures conditions d'éclairage solaire.

TRAITEMENT GÉNÉRAL

Le traitement général est spécifique et symptomatique.

A. Traitement spécifique.

Ce traitement est également prophylactique et curatif.

Traitement spécifique prophylactique. — *Sérum antitétanique.* — Aujourd'hui tous les médecins paraissent d'accord sur cette question capitale : l'importance du traitement du tétanos par les injections prophylactiques de sérum.

Le professeur Schnitzler, à Vienne, est si convaincu (*so überzeugt*) de l'utilité prophylactique du sérum que tous les blessés de son service, depuis des années, sont injectés au sérum, et, à part un début de tétanos qui, du reste a avorté, il n'a plus vu dans son service aucun cas de tétanos et pourtant les cas de tétanos y étaient autrefois nombreux.

Schneider a écrit : « *Die prophylaktische Tetanusserumanwendung von grosser Bedeutung ist,* l'emploi prophylactique du sérum antitétanique est de la plus grande importance. »

Paltauf, qui n'emploie pour la prophylaxie que de petites doses de sérum (20 Ae), considère le sérum prophylactique comme *segensvoll* (plein de bénédiction).

Goldschreider constate que le point capital, le *schwerpunkt* du traitement antitétanique, est l'injection prophylactique de 20 à 40 Ae. Le personnel hospitalier doit toujours être à l'affût des premiers symptômes du tétanos. Nous avons vu qu'il ne faut pas attendre ces premiers symptômes; il faut faire indistinctement une injection de sérum à tout blessé aussitôt que possible, et, en cas de pénurie, à tout blessé par projectile d'artillerie, et, dans ce cas surtout, à ceux qui ont été blessés aux extrémités inférieures.

Wesel a dit à la séance de la Société de médecine de Vienne (27 novembre 1914) qu'il avait peu de confiance dans le sérum si ce n'est comme prophylactique.

Martin, de Cologne, qui soignait ses tétaniques par le sulfate de magnésie, n'a employé qu'une fois le sérum et ne l'a employé que comme prophylactique, ce qui n'a pas empêché ce blessé d'avoir le tétanos le jour suivant.

Exner, à la clinique de Hochenegg, fait injecter prophylactiquement tous les blessés porteurs de plaies déchiquetées ou de plaies de shrapnell.

Ach, à la Société médicale de Munich, a réclamé

ce traitement prophylactique pour toute plaie qui suppure.

Klaussner affirme que l'emploi prophylactique du sérum antitétanique ne peut se faire jamais trop tôt. Aussi emploie-t-il aussitôt que possible une assez forte dose du sérum en injection intraveineuse. Chez les blessés ayant des plaies souillées, il a donné le sérum à la dose de 60 Ae comme prophylactique.

Dubs, à Winterthur, recommande des injections de sérum prophylactique répétées à de courts intervalles, tous les sept à douze jours pendant environ cinq semaines. Pour lui, il faut employer une plus grande dose de sérum qu'on n'a l'habitude de le faire. Au point de vue du traitement local, il appelle l'attention sur les glandes lymphatiques de la région et il conseille de ne pas oublier de les enlever quand on en est réduit à l'amputation.

Le professeur Hochhaus reconnaît que, d'après les recherches bibliographiques, on doit regarder l'action prophylactique du sérum comme incontestable et que l'on doit, par suite, y avoir recours pour toute blessure susceptible d'être infectée par le tétanos.

Le résultat du traitement prophylactique est, en effet, probant.

Wette, à Cologne, dans une série de cas suspects, a injecté le sérum prophylactiquement, il n'a eu dans ces cas là, aucun blessé atteint du tétanos.

Hufnagel, de Bad Orb, a soigné, à Namur, jusqu'au 30 novembre, 2 193 blessés; il a eu jusqu'à cette époque,

27 cas de tétanos. Depuis le 15 décembre, il a injecté à chaque blessé 20 Ae; sur 1 195 blessés, il n'a plus eu un cas de tétanos.

Schultze, de Berlin, a fait une injection préventive à tous ses blessés et n'a eu aucun cas de tétanos.

Armknecht, de Worms, reconnaît que pendant les quatre mois qu'il a passés dans un hôpital de campagne, il a soigné plus de 1 000 blessés dont beaucoup fort gravement atteints sans rencontrer un seul cas de tétanos. Il est vrai que chaque blessé recevait aussitôt une injection prophylactique de 20 Ae de sérum. Il continua cette méthode tant qu'il eut du sérum.

Fischer, à la Réunion du soir des médecins allemands, à Lille (17 février 1915), a déclaré qu'il faisait faire une injection à tous ses blessés et que sur 260 grands blessés, il n'avait pas eu un cas de tétanos.

Gasch, comme traitement habituel dans son hôpital, a fait injecter à tout blessé, porteur d'une plaie infectée, 20 Ae de sérum, les plaies ont été ouvertes largement et pansées à ciel ouvert. Sur 700 blessés, il n'a eu aucun cas de tétanos. Il cite un fait instructif : « Un soldat avait, lors du bombardement de chemin de l'église de Bucquoy, reçu une blessure légère au gros orteil, seul, sur 65 autres blessés, il n'avait pas reçu d'injection et s'était soigné dans son quartier, il fut atteint du tétanos et mourut à Cambrai où on l'avait évacué. » Gasch a communiqué ces observations à une réunion qui eut lieu à Achiet-le-Grand (17 novembre 1914), réunion des officiers sanitaires de la 1re division d'infanterie de la garde et de l'hôpital de campagne du 1er régiment des gardes du corps.

Schneider a injecté à tous ses blessés suspects de 60 Ae à 120 Ae, et depuis le 25 octobre, sur 500 blessés, il n'a pas constaté un seul cas de tétanos. Mais Schneider ne fait pas de la véritable prophylaxie, car il attend qu'il y ait soupçon de tétanos et que l'on puisse constater un premier symptôme.

Eunike, à tous les blessés atteints de plaie avec *écrasement* des tissus, a fait injecter comme mesure prophylactique une dose de 20 Ae, mais il a répété cette dose à intervalle d'une semaine, injectant au total 60 Ae.

Pour connaître le résultat de l'injection prophylactique de sérum, le professeur Madelung a fait une enquête dans un certain nombre d'hôpitaux allemands.

Dans 37 hôpitaux, on n'a fait aucune injection prophylactique. Sur 3 145 blessés, on a eu 63 cas de tétanos, soit, dit-il, 7,7 p. 1000. Dans 39 hôpitaux, on fit une injection en choisissant les blessés (*mit Auswahl*), on on injecta 20 Ae, marque Hochst, aux blessés dont les plaies avaient été souillées par de la terre ou de la poussière, aux blessés atteints de plaies des pieds, de plaies profondes des parties molles, ou, enfin, de plaies par shrapnell et éclats d'obus. Dans un autre de ces hôpitaux, on injecta du sérum à tous les blessés dont la blessure ne remontait pas au delà de huit jours. A Mulhouse, par suite de pénurie de sérum, on ne put faire d'injection avant le 1er septembre, date où l'on reçut un peu de sérum. Dans quelques hôpitaux, on attendit, pour faire l'injection prophylactique, l'apparition du tétanos.

Là où l'on avait fait l'injection avec choix, sur 18432 blessés, on eut 107 cas de tétanos, soit 5,5 p. 1 000. Parmi les blessés injectés en cours de traitement à l'hôpital, 20 eurent le tétanos avec 14 décès. De tous les blessés, au contraire, injectés avant d'entrer à l'hôpital, aucun ne fut atteint de tétanos.

Parmi les blessés qui furent atteints de tétanos, bien qu'injectés dans l'intervalle des huit jours qui précédèrent l'apparition du tétanos, trois avaient été injectés un jour après leur blessure; l'un d'eux fut atteint cinq jours après l'injection et deux, onze jours après. Deux, injectés trois jours après leur blessure, eurent le tétanos six et dix jours après la blessure. Un injecté trois ou quatre jours après la blessure, fut atteint onze jours après. Enfin, deux, injectés quatre jours après la blessure, furent atteints huit et dix jours après.

Quel fut l'intervalle de temps entre l'injection et l'apparition des premiers symptômes du tétanos? Le tétanos apparut deux fois le jour même de l'injection, trois fois un jour après, trois fois deux jours après et quatre fois quatre jours après l'injection. Cette complication des plaies survint sept, huit et douze jours après la blessure. Quelquefois, cependant, le tétanos ne s'est montré que longtemps après la blessure, du neuvième au vingt-neuvième jour. De ces tétaniques, six guérirent, mais deux n'avaient eu que des cas légers.

Les journaux de médecine allemands ont publié la note statistique sur le tétanos, que le professeur Bazy a présentée à l'Académie de médecine de Paris. Pour eux, le professeur Bazy aurait constaté que beaucoup de chirurgiens français n'étaient pas encore convaincus de la valeur du sérum. employé pourtant depuis 1895. C'est sans doute que ces chirurgiens confondent la valeur prophylactique avec la valeur curative du sérum.

Sur 10 896 blessés, Bazy aurait constaté 129 cas de tétanos. C'est-à-dire 11,83 p. 1 000. Ces 129 cas auraient causé 90 décès, soit une mortalité de 69,76 p. 1 000, environ 70 p. 100. Là, ou un chirurgien a injecté tous ses blessés sans distinction, le chiffre des cas de tétanos a été de 4,18 p. 1 000. Là, où l'on a injecté seulement les blessés atteints de plaies suspectes, le chiffre s'est élevé à 12,79 p. 1 000, c'est-à-dire trois fois plus.

Sur 200 blessés, 100 sans exception et sans choix furent injectés, 1 seul eut le tétanos, l'injection prophylactique avait été faite trop tard pour lui, en réalité dans cette série la morbidité fut égale à zéro. 100 autres blessés dans les mêmes conditions, mais non injectés donnèrent 18 cas de tétanos, presque un cinquième des cas. 50 autres blessés (dont 10 avec des plaies en voie de suppuration produites par des projectiles d'artillerie et 40 avec des plaies par balles de fusil) reçurent chacun une injection prophylactique, aucun n'eut le tétanos. Cette injection avait été faite dans les cinq jours après la blessure.

En France, on aurait employé surtout les injections

d'antitoxine tétanique pour les blessures par éclat d'obus. On a pu envoyer beaucoup de sérum dans les ambulances de campagne et, à la fin d'octobre 1914, on proposa même d'injecter tous les soldats des alliés avant de les envoyer dans les tranchées. C'est ce que rapportent les journaux allemands.

En Allemagne, Von Behring comme dose de sérum pour injection préventive, conseille la dose de 20 Ae, en injection sous-cutanée.

Pour Kreuter, il vaut mieux aussi injecter le sérum prophylactique sous la peau. Cette injection procure une *immunisation* pour deux semaines. Il ne faut donc pas, pour cet auteur, donner trop peu de sérum, il vaut mieux au contraire, en injecter le plus possible. Il ne faut donc pas se contenter de 20 Ae comme le prétendent les réclames commerciales allemandes. Il faut pour commencer injecter 100 Ae et encore on ne peut assurer que cette dose empêchera l'apparition de la maladie. Nous sommes loin des 2 cm^3 du docteur Nocard. Il n'existe, en effet, aucune règle qui puisse faire connaître le nombre de germes tétaniques qui ont envahi une plaie, ni leur degré de virulence. Dans les cas légers, on peut évidemment empêcher les infections, mais dans les cas graves peut-on réussir par de précoces injections de sérum, soit à retarder l'apparition de l'infection, soit a modèrer la marche de cette infection? Si on le peut, c'est un résultat énorme.

Pénurie relative de sérum. — Kreuter dit que personne ne discute plus l'action prophylactique du sérum. Mais si l'idéal est de pouvoir faire une injection antitétanique à chaque blessé, cet idéal est impossible à réaliser par suite du nombre immense de blessés. En face de ce nombre, la production de sérum est insuffisante. Il faut donc choisir souvent les blessés à qui de préférence on fera ces injections et ce choix est difficile. De préférence on injectera les porteurs de plaies très anfractueuses des parties molles avec fractures multiples des os, c'est-à-dire les plaies produites le plus souvent par les éclats d'obus. Puis, en deuxième rang, les blessés atteints de plaies perforantes en seton par balles d'infanterie et, en troisième rang, les blessés par shrapnell. Mais il faut en plus tenir compte de ce fait que la présence dans une plaie de fragments d'habit, de lambeaux de linge, de morceaux de terre et de fermentations gazeuses augmente beaucoup les chances de l'infection tétanique.

Rumpel a communiqué à la Société médicale de Hambourg, des expériences qu'il a faites sur des souris. Une souris reçut une injection de secrétions de plaies de tétanique et aussitôt après une forte dose d'antitoxine, elle mourut neuf jours après de sepsie; une deuxième, traitée de même, succomba à la première attaque de crampe (infection très grave). Une troisième vivait encore au vingt-neuvième jour, mais paraissait être bacillifère. Ces expériences mettent en doute cette proposition que chaque blessure fraîche peut être protégée par une injection.

Brauer, à la Société de médecine de Hambourg, a fait remarquer qu'au début de cette guerre la distribution du sérum n'était nullement pratique, l'organisation allemande était en défaut. Maintenant les Allemands prétendent posséder une quantité suffisante de sérum et il existe chez eux des fonctionnaires sanitaires prêts de tous cotés à en distribuer. Il faudrait, dit Brauer, autant que possible, que chaque blessé puisse en recevoir une dose prophylactique.

Jacobsthal a cherché à remédier à la pénurie du sérum. Il a proposé d'employer à la fabrication du sérum tous les bactériologistes qui ne seraient pas devant le front. Car, si pour le traitement prophylactique 20 AE suffisent, pour le traitement curatif il faut de hautes doses, c'est-à-dire une énorme quantité de sérum.

En temps de paix dans les hôpitaux allemands toutes les fractures comminutives avec plaies souillées par de la terre étaient injectées avec du sérum antitétanique. Aussi depuis des années n'y voyait-on plus de tétanos. Il aurait été nécessaire de pouvoir appliquer en grand cette méthode en temps de guerre c'est-à-dire que tous les blessés, sans exception, ou tout au moins ceux ayant des blessures anfractueuses et souillées de terre, puissent recevoir une injection prophylactique. Mais, en Allemagne, il n'y avait plus assez de sérum conservé et l'on hésitait pour savoir s'il ne valait pas mieux employer ce sérum en petite dose comme prophylactique que le gaspiller à dose énormes pour chercher à guérir des tétaniques perdus sans espoir.

Pour Jacobsthal, il faudrait donc que tous les bactériologistes qui ne sont pas actuellement occupés à la fabrication de sérum curatif se mettent à ce travail. On pourrait fabriquer aussi vite que possible un sérum antitétanique dont on pourrait aussi connaître la puissance de protection. Mais cette fabrication est fort difficile et elle exige du temps, elle comporte des pertes inattendues et désagréables d'animaux en cours de préparation. Peut-être les autorités militaires pourraient-elles mettre à la disposition des chefs d'instituts bactériologiques des chevaux vigoureux ayant quelques défauts les rendant impropres au service de l'armée. Ce sérum ainsi fabriqué serait mis à la disposition des hôpitaux de campagne ou déposés dans les points de départ des formations sanitaires.

A Hambourg, dit Jacobstal, on pourrait faire un diagnostic accéléré du tétanos par les recherches bactériologiques. Un bouillon de culture pour anaérobies serait ensemencé avec la secrétion d'une plaie suspecte et vingt-quatre heures après des expériences *in anima vili* pourraient être faites. Tout le matériel nécessaire, y compris les souris pour les expériences, n'aurait besoin comme place que d'un demi-compartiment de chemin de fer. Dans le cas où le diagnostic tétanos serait ainsi fait d'avance, on pourrait, outre l'injection prophylactique habituelle, procéder dans ce cas à une *immunisation* plus vigoureuse. Il ne faudrait pour cela qu'un bactériologiste expérimenté (par 20 000 blessés par jour).

Sérum allemand. — Les sérums antitétaniques allemands ont une puissance variable. On se sert le plus souvent du sérum sextuple, marque Hochst. Mais la *Gazette de Francfort*, d'après le *Reichsanzeiger* (Moniteur de l'Empire), annonce que sur la proposition du directeur de l'Institut de thérapeutique expérimentale de Francfort-sur-Mein, on fera dans cet institut, pendant la guerre, l'examen officiel du sérum triple et du sérum quintuple. Le sérum triple devra remplir les conditions du sérum quadruple et le sérum quintuple, celui du sérum sextuple. Ces sérums devront être renfermés dans des flaçons portant une étiquette visible sur laquelle serait imprimée la mention « Pour injection prophylactique ».

De son côté, Piorkowski, de Berlin, s'est évertué à produire un sérum bon marché. De ce sérum séché, il fait une poudre. Chaque soldat devrait être muni d'une dose de cette poudre dont il pourrait saupoudrer ses plaies s'il était blessé. On pourrait faire aussi avec cette poudre une solution injectable. Pour fabriquer ce sérum, il expose des cultures pures de bacilles du tétanos à des températures allant jusqu'à 110°. Il a fait avec ces cultures séchées et pulvérisées des expériences concluantes qui prouvent que son sérum offre une garantie de protection contre le tétanos. Des souris injectées avec une dose de bacilles du tétanos mouraient sans exception ; injectées au préalable avec son sérum, elles survivaient au contraire.

Le professeur Behring a créé aussi un sérum spécial

pour la prophylaxie du tétanos. D'après ses recherches, ce sérum promet d'excellents résultats, son index anatoxique est relativement petit et il peut aussi servir pour la thérapeutique curative du tétanos. Il constitue, en un mot, un excellent moyen d'immunisation. Dans un hôpital de campagne de l'Ouest, sur 1 195 blessés dont beaucoup atteints de blessures graves, il n'y eut pas un seul cas de tétanos. Son emploi dans 49 cas d'injection intraveineuse n'a été suivi d'aucun accident désagréable. Cette antitoxine n'a pas que le pouvoir d'absorber les globules du sang, elle peut même servir à mesurer la quantité du sang chez l'homme. Cette quantité du sang est plus grande chez les jeunes gens que chez les vieillards.

Comment agit le sérum antitétanique. — Von Eisler et Lowenstein ont immunisé des cobayes par une double et les lapins même par une simple injection sous-cutanée d'un mélange neutre et « surneutralisé » de toxine tétanique et d'antitoxine. L'immunité produite par cette injection est prouvée par ce fait. L'injection d'antitoxine dans le sang permet à un animal de résister à une dose dix fois « léthale » de toxine. L'on peut constater la présence de l'antitoxine dans le sang à partir du treizième jour. Cette antitoxine acquiert son maximum de puissance de la troisième à la quatrième semaine. Mais cette union de la toxine avec l'antitoxine est détruite dans son passage à travers les cellules hépatiques du lapin ou à travers le kaolin. Ces deux éléments, cellule hépatique et kaolin, s'emparent de la toxine faisant partie de l'association.

Franz von Groer et Karl Kassowitz, ainsi que Wassermann et autres ont montré qu'on pouvait augmenter la propriété que possède le sérum normal de neutraliser les toxines diphthéritiques. Les corps protecteurs de la diphtérie (*Diphterieschutzkorper*) du sérum normal humain, surtout dans les vaisseaux du cordon ombilical, sont encore peu connus. Mais on peut les identifier avec l'*immunantitoxine*, puisque tous deux se comportent de même au point de vue chimique et au point de vue biologique.

Wintz, à la réunion des médecins militaires à Erlangen, du 29 janvier 1915, a rapporté les faits suivants. Déjà, dans le sérum normal humain, il a trouvé une quantité (*Titer*) petite, mais certaine d'antitoxine. Dans les cas graves de tétanos, cette quantité, ce titre, disparaît au moment où la maladie est à son apogée. Avec la disparition des phénomènes tétaniques et pendant la convalescence, ce titre s'élève jusqu'au-dessus de cent fois le titre contenu dans le sérum normal. Il demeure toutefois très peu de temps à cette hauteur et ensuite il redescend jusqu'à la normale. Dans tous les cas, cette quantité d'antitoxine contenue comme unité dans le sang est si petite que l'on ne peut songer à utiliser en thérapeutique le sérum des malades qui ont survécu au tétanos. Ces recherches montrent la lutte de l'économie humaine contre l'invasion des toxines tétaniques.

Schneider a fait observer que si l'on injecte un *Im-*

munserum, le sérum antipneumococcique, par exemple, six à huit heures après on constate dans le sang des anticorps, qui, entre vingt à vingt-six heures après l'injection, deviennent très abondants, puis disparaissent ensuite très lentement. Pour lui, il faut trois à quatre injections sous-cutanées pour obtenir le résultat d'une injection intraveineuse. Après cette injection intraveineuse, les anticorps apparaissent plus rapidement et en plus grand nombre dans le sang. Les substances curatives (*Heilstoffe*), dans ce cas, pénètrent dans le sang avec plus de rapidité et dans un état de concentration plus grand. Si la toxine tétanique attaque surtout les extrémités des nerfs moteurs et pénètre par la voie nerveuse jusque dans les cellules ganglionnaires motrices de la moelle épinière, il y a aussi une certaine quantité de toxine qui circule dans le sang et dans la lymphe. L'antitoxine injectée dans le sang pourra agir directement sur cette quantité de toxine libre dans la circulation sanguine avant qu'elle n'agisse sur les extrémités nerveuses. Voir la thèse inaugurale de Schallert (Bonn, déc. 1914), *Ueber die antiinfektiosen Schutzstoff des menschlichen Blutserums.*

Adjuvant au sérum prophylactique, le salol. — Arnd et Krumbein ont fait des expériences et des recherches cliniques avec le sérum suisse à l'Institut vaccinatoire de Berne, à l'hôpital de l'Ile à Berne. Outre l'antitoxine, ils conseillent l'emploi du salol (*Phenylum salicylicum*) à grande dose (4 à 6 grammes par jour) comme préventif. Cela peut surtout servir sur le champ de bataille. Chaque sanitaire devrait savoir que l'on peut donner à chaque blessé 1 gramme de salol dans une boisson rafraîchissante. Cela, en tout cas, ne peut faire aucun mal et doit engager tout médecin militaire à utiliser ainsi le salol, surtout en cas de pénurie de sérum.

B. Traitement curatif

Le tétanos est déclaré, l'apparition de ses premiers symptômes : trismus, contracture de la nuque, etc., ne laisse plus aucun doute. Il est trop tard, naturellement, pour faire de la prophylaxie. Il faut essayer de guérir le tétanos.

Le traitement alors doit être spécifique ; il faut recourir soit au sérum antitétanique, soit aux injections d'acide phénique.

En même temps, il doit être symptomatique. Il faut chercher à remédier aux accidents du tétanos, contracture, asphyxie, etc.

Traitement spécifique. — *Valeur du traitement* : 1° *le sérum antitétanique.* Il faut tout d'abord avouer que l'espoir que l'on avait eu de voir le sérum guérir le tétanos déclaré a été légèrement déçu.

Fraenkel reconnaît que la critique des résultats curatifs du sérum dans le tétanos est encore plus difficile que dans la diphthérie.

Heddaüs discute la valeur curative du sérum. Beaucoup de médecins lui refusent toute valeur; d'autres, au contraire, croient devoir lui accorder une certaine efficacité. Heddaüs est parmi ces derniers, et pourtant, depuis le début de la guerre, il a soigné ainsi 8 cas de tétanos avec 6 décès, soit une mortalité de 75 p. 100.

Pour Kreuter, le sérum n'a aucune valeur curative pour le traitement des contractures et des crampes. Il sert seulement à neutraliser une quantité plus ou moins grande de toxines.

Wiesel, à la Société de médecine de Vienne, après avoir soigné par le sérum 13 cas de tétanos, reconnaît qu'il n'a guère confiance dans ce traitement.

Paltauf met en doute l'action du sérum en injections sous-cutanées, quand le tétanos est déclaré.

Dans les mêmes circonstances, le professeur Schnitzler considère le sérum comme *Erfolgloss*, sans résultat.

Wolfsohn Georg, sur 29 cas, a eu 27 décès. Pour lui, l'expérience du traitement par le sérum est triste, le sérum ne paraît avoir qu'une action prophylactique.

Hochhaus constate que tous les cas graves de tétanos qu'il a été appelé à soigner sont morts malgré le traitement par le sérum. Seuls les cas moyens et les cas légers ont guéri. Il lui est par suite difficile de se prononcer sur la valeur de la sérothérapie antitétanique. Comment peut-on, en effet, reconnaître à un remède une valeur curative spécifique? On reconnaît cette valeur, quand, aussitôt après l'incorporation du remède, on voit apparaître une amélioration de la maladie. Hochhaus n'a rencontré cette amélioration que dans un seul cas. Pour les cas graves, il n'a vu aucun résultat. L'action du sérum n'est, par suite, nullement efficace, du moins d'une façon apparente. Cependant, il ne va pas comme beaucoup de médecins jusqu'à nier à la sérothérapie toute valeur curative.

Le professeur Muller n'a pas non plus obtenu de résultats certains avec le traitement par le sérum.

Pour Voelcker, tous les médecins ne sont pas d'accord sur l'efficacité thérapeutique de l'antitoxine. En général, cependant, si l'on parcourt la bibliographie de cette question, un jugement favorable prédomine.

D'après la statistique de Permin, la valeur du traitement par le sérum ne peut pas pourtant être niée. Sur 190 cas soignés sans sérum, la mortalité a été de 79 p. 100; sur 330 cas soignés par le sérum, elle n'a été que de 62,1 p. 100.

Le professeur Madelung, sur 15 cas soignés sans sérum (mélange de cas légers et de cas *in extremis*), a eu 12 morts et 3 guérisons. 152 cas traités par l'antitoxine donnèrent 47 guérisons et 105 morts.

Doses. — La divergence d'opinion sur la valeur de la sérothérapie du tétanos tient un peu à la façon dont le traitement a été institué et compris. Il y a, en effet, de grandes différences entre les doses employées et le mode d'introduction de ces doses dans l'organisme.

Pour Dreyfus, de Francfort, il faut, dans tous les cas, commencer le traitement par l'antitoxine aussitôt et aussi énergiquement que possible.

Sachs est du même avis : le plus de sérum possible et surtout le plus tôt possible.

Kusler, à Cologne, a rapporté comment les expériences sur les animaux expliquaient le peu de succès de la sérothérapie antitétanique. Dans un cas d'infection par la toxine tétanique d'une durée de vingt-quatre heures, il fallut employer, sur l'animal en expérience, d'énormes doses de sérum pour contre-balancer cette injection. Donitz a trouvé que ces doses en proportion pour un homme correspondraient à une injection de 20000 Ae. Or, on ne peut, somme toute, employer impunément de pareilles quantités de sérum quadruple. Il faudrait injecter du sérum par litre. De cette expérience, il ne faut pourtant pas conclure à la nécessité de s'abstenir de tout traitement par le sérum. Quand apparaissent les premiers symptômes cliniques du tétanos, il est impossible de savoir si déjà une dose mortelle de toxine est *ancrée* dans les centres nerveux ou si le sérum ne peut neutraliser une certaine quantité de toxine *non ancrée*.

Il en résulte que presque tous les auteurs allemands insistent sur deux choses :

1° La nécessité de commencer le traitement le plus tôt possible à l'apparition du moindre symptôme;

2° La nécessité d'employer, si besoin, des doses massives de sérum.

Jacobsthal affirme que le sérum curatif agit d'autant mieux qu'il est employé plus tôt.

Kreuter conseille, dès que les moindres symptômes se montrent, de commencer le traitement par le sérum.

V. Behring a prouvé qu'une injection précoce d'un sérum très actif peut seule être suivie d'un résultat favorable. Cette injection peut rendre inoffensif le poison qui est encore dans la circulation, mais elle ne peut agir sur le poison déjà solidement fixé dans les cellules nerveuses, d'où nécessité de faire l'injection dans les trente premières heures qui suivent l'infection.

Madelung commence le traitement sérothérapique au premier signe précurseur.

Quelle dose faut-il donner? — Behring, dans les cas de tétanos déclaré, indique comme dose curative la dose de 100 Ae injectée dans les veines. Si les symptômes tétaniques ne s'améliorent pas, il injecte de nouveau 100 Ae, mais cette fois l'injection sera sous-cutanée. Près de la blessure, on peut encore injecter 20 Ae sur le parcours allant du lieu d'infection à la moelle épinière, c'est-à-dire dans les troncs nerveux.

Siemon, de Munster, a injecté le sérum Höchst partie par la voie intralombaire, partie par la voie intraveineuse. Comme dose, il injecta de 50 à 100 Ae par jour. Le résultat ne fut pas brillant, car il n'eut qu'une guérison.

Pour Madelung, la dose curative, la *Heildosis*, doit être de 100 Ae, et l'on peut et doit répéter cette dose vingt fois si c'est nécessaire.

Le professeur Muller reconnaît que cette *Heildosis* injectée une seule fois est insuffisante. L'on doit faire chaque jour une injection sous-cutanée de cette dose et de plus réitérer chaque jour une semblable dose en injection intralombaire. Ce traitement nécessiterait par suite l'emploi de quantités de sérum telles, qu'il est difficile de s'en procurer journellement. Aussi Opitz, avec raison, préconise-t-il un sérum plus actif pour les injections hypodermiques. Muller a donné à des officiers qu'il connaissait et qui partaient au front des doses de sérum protectrices et il leur a conseillé de conserver ces doses dans leurs poches avec leur paquet de pansement. On ne peut malheureusement pas généraliser cette précaution par suite de la production limitée du sérum. Il faudrait rechercher un procédé d'immunisation actif et sans danger qui serait mis à la disposition de tout homme partant en campagne ; car étant donné les masses d'hommes que l'on met en mouvement l'injection de sérum prophylactique à chaque soldat est impossible.

Dreyfus et Unger, ayant soigné deux tétaniques par des petites doses de sérum et les ayant vus succomber, eurent recours pour d'autres tétaniques à un traitement plus énergique, à des doses plus massives. Sur trente-deux cas de tétanos qu'ils ont soignés ainsi, ils n'ont eu que dix décès. Plus leur expérience de ce mode de traitement augmenta, plus ils furent convaincus qu'il fallait « inonder » l'organisme d'antitoxine pour opposer cette antitoxine en force aux toxines non encore fixées dans le système nerveux. Sans négliger le traitement local de la place et le traitement symptomatique par les narcotiques, ils injectent chaque jour, soit par la voie veineuse soit par la voie intralombaire, de 200 AE à 500 AE jusqu'à ce qu'ils aient l'impression certaine que la gravité de la maladie est *brisée*. Si de nouveaux symptômes se représentent, ils donnent du sérum et c'est ainsi qu'ils sont arrivés à injecter, en douze jours, 3800 Ae. Dans les cas plus légers, ils donnent naturellement des doses moindres. Après avoir injecté des doses massives les premiers jours, il suffit d'injecter chaque jour 100 Ae. Avec leur traitement, l'anaphylaxie a été insignifiante.

Unger, pour prouver le peu de danger des grandes doses de sérum curatif, a rapporté un cas dans lequel le blessé eut jusqu'à onze unités d'antitoxine par jour et par poids du corps, ce qui nécessita l'injection de 500 centimètres cubes de sérum. Sauf une légère irritation méningée aseptique et un peu d'urticaire, le blessé supporta très bien ce traitement.

Klaussner, dans quinze cas graves, a injecté des doses variant entre 1 800 Ae et 3 800 Ae, soit, en moyenne, 2 740 Ae. Dans les cas plus légers, la dose varia entre 370 et 2 250, soit, en moyenne, 1 018 Ae.

Hochhaus se contente de 100 Ae, chaque jour, de sérum de Behring.

Il a soigné vingt-deux cas, la plupart graves (incubation au-dessous de dix jours). Ces blessés étaient épuisés par la fatigue d'un transport et par la suppuration de vastes blessures. Onze reçurent pendant trois jours, chaque jour, 100 Ae ; deux n'eurent que deux injections et neuf seulement une seule injection. Les autres reçurent jusqu'à douze fois 100 Ae. Des onze premiers, sept (cas graves) moururent et quatre (cas moyens) survécurent. Les deux qui n'eurent que deux injections (cas foudroyants) succombèrent au troisième jour. Les neuf qui n'eurent qu'une injection étaient morts après cette injection.

Kreuter s'est demandé quelle quantité de sérum on pouvait injecter? Pour répondre à cette question, il a été obligé de dépasser la dose de 100 Ae.

	Intralomb.	Intravein.	Sous-cut.	
1er cas, en 5 jours, 1 100 Ae	150	950	»	Mort.
2e — en 8 jours, 1 350 Ae	200	150	1 000	Guérison.
3e — en 12 jours, 1 700 Ae	400	1 300	»	—
4e — en 12 jours, 1 950 Ae	400	800	750	—
5e — en 16 jours, 2 200 Ae	600	1 600	»	—
6e — en 16 jours, 2 400 Ae	200	2 200	»	—

Le maximum qu'il a injecté fut 600 Ae intralombaires et 2 200 intraveineux; le maximum pour un blessé fut 2 400.

Kreuter rapporte qu'un médecin américain, Forscher, a pu en l'espace de quelques jours injecter 100 000 Ae, et obtenir un bon résultat (*das ist kolossal*). Ce moyen par suite de la dépense est impossible.

La conclusion semble être celle de Dreyfus. Ce n'est que par l'emploi journalier de grandes doses d'antitoxine par les voies intralombaire et intraveineuse, continué jusqu'à amélioration, que l'on peut espérer une guérison dans les cas graves.

Modes de traitement. — Le sérum antitétanique

peut être introduit dans l'organisme humain par plusieurs voies : sous la peau, dans les muscles, dans les veines, les artères, la cavité rachidienne, et dans la cavité intracranienne.

Injections sous-cutanées. — M. le médecin inspecteur Chavasse, directeur du service de santé, a reconnu que l'on avait obtenu des résultats satisfaisants par l'emploi du sérum antitétanique en injections sous-cutanées aux doses de 60 à 100 centimètres cubes, réparties en deux injections par jour et répétées pendant deux ou trois jours de suite, ou bien en injections intraveineuses à la dose de 30 à 40 centimètres cubes. La difficulté de ce traitement réside surtout dans la pénurie trop fréquente du sérum.

Le traitement du tétanos par le sérum employé uniquement en injections sous-cutanées est rarement préconisé en Allemagne.

Kreuter dit bien : l'injection sous-cutanée est recommandable, mais si la toxine a déjà atteint le système nerveux central, il faut avoirs recours : 1° à l'injection intraveineuse ; 2° à l'injection intranerveuse.

Schneider, sur vingt-deux cas de tétanos, en a, au début, soigné treize par des injections sous-cutanées de sérum. Tous ces treize tétaniques sont morts ; un au sixième jour, tous les autres dans les quatre premiers jours ; un de ces tétaniques avait pourtant reçu 660 Ae. Dans une autre série de tétaniques, Schneider fut plus heureux en se servant d'une autre voie pour injecter le sérum.

Gottlieb affirme que l'injection sons-cutanée est illusoire.

En tout cas, beaucoup de médecins allemands emploient encore le sérum en injections sous-cutanées; mais alors, à titre pour ainsi dire accessoire, ils font des injections dans la périphérie de la plaie ou bien ils font simplement ces injections pour augmenter la dose de sérum introduit dans l'économie, soit par la voie intraveineuse, soit par la voie intralombaire.

Injections intramusculaires. — Ces injections ont été conseillées par Kreuter, qui dit : « On peut avoir aussi recours aux injections intramusculaires qui paraissent avoir une certaine action. »

Injections intraveineuses. — Ces injections sont, avec les injections intralombaires, les deux méthodes de choix de la plupart des médecins allemands.

Déjà, Klaussner, pour le traitement prophylactique du tétanos, avait fait des injections intraveineuses au lieu d'injections sous-cutanées, croyant les premières plus actives que les secondes.

Le docteur John Eyre, de Londres, a constaté que si l'injection sous-cutanée agit plus lentement, mais d'une façon plus durable, l'injection intraveineuse agit au contraire plus vite.

Weisel, sur treize cas de tétanos, en a guéri un (deux sont encore en traitement). Un de ces tétaniques, à qui il avait injecté dans les veines 60 AE le premier jour et 10 Ae les jours suivants, a succombé tout de même.

Geuer, à Cologne, sur 300 blessés, a eu 12 cas de tétanos avec 5 morts, 4 guérisons et 3 encore en traitement. Tous ces cas à incubation variant entre cinq et quatorze jours, furent soignés par des injections de sérum intraveineuses de 100 Ae à 800 Ae.

Wette a fait un emploi très grand d'antitoxine, la plupart du temps par la voie intraveineuse. De prime abord, il donne de grandes doses. La dose simple pour lui est 100 Ae. Cette dose peut être répétée trois fois et même cinq fois dans une journée. Dans quelques cas, il fit des injections intralombaires et intraveineuses, une seule fois une injection sous-cutanée.

Klaussner, au début, saupoudrait les plaies de sérum sec, et injectait dans le voisinage de la plaie du sérum Höchst. Les résultats furent mauvais, bien qu'il eût injecté jusqu'à 600 Ae en quatre jours.

Kreuter rapporte que si la toxine atteint déjà le système nerveux central, il faut avoir recours à deux modes de thérapeutique. Le premier sera l'injection intraveineuse qui arrête la circulation des toxines dans le sang. Toutes les dernières expériences faites à ce sujet sont concluantes. Il faut faire des injections de 100 Ae intraveineuses, et les répéter plusieurs fois par jour. Le deuxième mode de thérapeutique sera l'injection intranerveuse quand les toxines du sang auront été une fois neutralisées.

Kreuter, dans les cas à longue incubation et à symptômes légers, conseille de faire le traitement intraveineux. Ces injections faites presque toujours dans la veine cubitale peuvent être répétées très souvent. Au début, Nocard aurait fait ainsi de grandes injections, mais le travail de Behring ayant démontré que de grandes quantités de sérum pouvaient être toxiques, la quantité de sérum ainsi injectée diminua.

Récemment, les recherches de von Graff, Simon et Kirchmayer prouvèrent qu'il fallait que ces injections fussent chaudes. Dans les cas graves, Kreuter a fait des injections intraveineuses toutes les deux heures, sans rencontrer aucun inconvénient. Il a pu faire ainsi entrer dans la circulation d'un blessé jusqu'à 600 AE par jour. Après les injections intraveineuses, il a observé, souvent une action immédiate du sérum. La contracture générale des muscles n'est que peu ou pas influencée, mais les crampes perdent d'une façon évidente de leur intensité et de leur fréquence; le trismus diminue souvent un peu et la possibilité de déglutir augmente en proportion. Cette action sur les symptômes du tétanos est plus rapide dans les injections intraveineuses que dans les injections lombaires.

D'après Klaussner, au premier symptôme de tétanos, le blessé reçoit aussitôt, de 60 à 120 AE en injection dans une veine du bras. Cette dose est répétée le jour suivant en cas de besoin. De cette façon, le sang renferme rapidement une quantité d'antitoxine capable de neutraliser la toxine provenant de la plaie et circulant dans le sang. Ce traitement n'occasionne aucun symptôme accessoire fâcheux. Après un certain temps, on peut cesser les injections intraveineuses et se contenter d'injections sous-cutanées.

Schneider, qui, dans une première série de blessés tétaniques, avait employé sans aucun succès les injections sous-cutanées, a traité une nouvelle série de neuf cas de tétanos par les injections intraveineuses. Cette deuxième série lui a donné trois cas de guérison. Dans ces cas soignés par la méthode intraveineuse, Schneider a constaté après les injections des améliorations dans l'état des tétaniques, améliorations qui n'avaient pas été remarquées dans la première série *sous-cutanée*. La survie fut plus longue, l'un des blessés mourut après huit jours, un autre après six jours. La quantité de sérum ainsi injectée dans les veines a été, dans un cas, de 120 AE, dans un autre de 240 AE, et enfin, dans un troisième, de 960 AE, en l'espace de dix jours.

Weiss, à la Société médicale de Tubingue, a traité un blessé atteint de plaie du coude par un éclat d'obus compliquée de tétanos, par de fortes doses de sérum intraveineuses et sous-cutanées allant jusqu'à l'apparition des symptômes anaphylactiques; le blessé guérit.

Injections intra-artérielles. — Heddaüs, outre l'injection intraveineuse et intralombaire, a préconisé l'injection intra-artérielle. Selon lui, tous les médecins étant d'accord sur ce point, que le siège principal de l'intoxication tétanique était le cerveau, il a cherché quelle est la voie la plus directe pour conduire efficacement l'antitoxine jusqu'au cerveau. Cette voie, c'est la circulation artérielle. Il a donc employé la voie intra-artérielle en la combinant avec la voie intralombaire, afin d'attaquer l'ennemi de deux côtés à la fois. La technique est la suivante : on met à nu la carotide (soit sous la narcose générale, soit sous l'anesthésie locale) et l'on y enfonce l'aiguille obliquement dans la direction du courant sanguin. On injecte ainsi le *Heilserum* dans le sang. Dans aucun cas, il n'y a eu d'accidents désagréables. La petite plaie de la peau est refermée avec trois ou quatre crampons de Herff (griffes de Michel).

Heddaüs a, par cette méthode, soigné huit cas de tétanos. Le premier, sur qui il essaya sa méthode, fut naturellement un Français. Il leur injecte 7,5 de sérum curatif intralombaire (entre la IIe et la IIIe vertèbre lombaire), plus la même dose dans l'artère carotide droite. Avec cela, il fait prendre au tétanique un lavement de chloral ; le troisième jour, il injecte la dose entière par la voie intralombaire, et ensuite 10 grammes de sulfate de magnésie (voie sous-cutanée), au treizième jour, il injecte encore 7,5 par la voie intralombaire et la même dose par la voie intraveineuse.

Au deuxième tétanique, après une dose prophylactique, il injecte au début du tétanos 100 AE intralombaires ; au onzième jour, rechute violente : 1/4 de sérum curatif intraveineux et 3/4 intra-artériel.

Le troisième également, après une dose prophylactique intraveineuse, il injecte 1/4 intraveineux et 3/4 intralombaires.

Au quatrième, chez qui prédominent des symptômes cérébraux, il injecte les 3/4 de la dose, c'est-à-dire 75 AE intra-artériels dans la carotide gauche et 25 AE dans la veine médio-cubitale.

Au cinquième (Français), 3/4 furent injectés intralombaires, 1/4 par la veine médio-cubitale; puis le malade ne présentant pas d'amélioration, il injecta le sérum dans la carotide droite. Le blessé fut alors atteint de delirium tremens que l'on combattit par l'alcool.

Au sixième, 100 AE intralombaires, pas d'amélioration; 100 AE dans la carotide, fièvre élevée, injection de 5 cm^3 électrargol, saignée de 200 grammes, puis injection de 600 grammes de sérum artificiel, exitus.

Au septième (Français), injection intra-artérielle dans les deux carotides avec anesthésie locale, narcotiques.

Au huitième (Français), sérum curatif dans les deux carotides (à droite, 7 cm^3; à gauche, 9 cm^3), pyothorax, exitus.

Dans sept de ces cas, Heddaüs a donné en même temps des narcotiques (chloral, opium, pantopon, skopolamine, morphine, véronal et codéine). Il ne croit pas que le sérum curatif soit à lui seul un *Allheilmittel* (une panacée universelle). Aussi combine-t-il toujours le traitement symptomatique avec le traitement spécifique. Dans un cas, il a attendu pendant douze heures l'effet de l'antitoxine sans donner de narcotique. Il y eut aggravation des symptômes. Il a commencé par faire l'injection dans une seule carotide ; puis il a fait cette injection dans les deux carotides. Sa conviction est que le tétanos agit comme une apoplexie, avec des troubles dans les cellules centrales et médullaires, d'où la longue durée de temps qu'exige la guérison.

Unger, de Berlin, recommande d'injecter autant que possible le sérum dans la circulation artérielle. Il se sert pour cela d'un cathéter urétral qu'il introduit par l'artère cubitale jusque dans la courbure de l'aorte.

Injections intranerveuses (endoneurales des Allemands). — Vœlcker a dit que parmi les divers modes d'injection de l'antitoxine, la méthode préférable est l'injection sous la dure-mère et l'injection intranerveuse, puis viennent les injections sous-cutanée, intraveineuse, périnerveuse, intramusculaire. Enfin on a employé l'injection dans le voisinage de la plaie et le « saupoudrage » de la plaie avec de l'antitoxine à l'état pulvérulent.

Teller conseille, dans les cas de tétanos déjà en évolution, d'employer, outre le traitement de la plaie par l'antitoxine et l'oxygène, les injections d'antitoxine intranerveuses et en dernier lieu les injections intralombaires.

Kreuter rapporte que les expériences de Mayer et de Ramson sur les animaux ont prouvé que l'on pourrait, par les injections intranerveuses, arrêter la progression des toxines dans les nerfs. Kuster a appliqué à l'homme le résultat de ces expériences. Lorsqu'il s'agit d'une plaie d'un membre, on peut ainsi considérer le tronc nerveux correspondant comme étant le conducteur des toxines.

Von Romberg cite le cas d'un employé du laboratoire de Behring qui a été sauvé par une injection de sérum dans le plexus brachial. Ces injections permettent de ne pas faire l'amputation d'un membre.

Hoffmeier, chez des soldats blessés aux mains et atteints de tétanos, s'est servi d'injections de sérum dans le plexus brachial mis à nu. Matthés, à la Société médicale de Marbourg (2 déc. 1914), pense également que cette libération du plexus brachial peut avoir de bons résultats comme le prétend Hoffmeier.

Dreyfus et Unger ont toujours recours aux injections intranerveuses de 100 AE, afin de couper le principal chemin que suivent les toxines. Il est certain que l'introduction, l'incorporation de l'antitoxine dans les nerfs sera plus certaine si on a, au préalable, mis à nu le plexus brachial au-dessous de la clavicule, le nerf sciatique au pli de la fesse ou le nerf fémoral dans le pli de l'aine. Chez les malades un peu maigres, cette découverte du nerf est facile, les nerfs sont aisément palpables, ils ne peuvent échapper aux doigts, on peut les injecter utilement. Quelquefois, cette méthode augmente aussitôt le tétanos local d'une extrémité blessée, mais cela arrive aussi dans le cas de simples injections sous-cutanées et ce fait ne doit pas avec raison empêcher l'injection intranerveuse.

Gottlieb, qui prétend que l'injection sous-cutanée est illusoire, conseille les injections intranerveuses.

Quelques auteurs recommandent d'employer en même temps l'injection périnerveuse, c'est-à-dire l'injection dans les tissus qui enveloppent les troncs nerveux. Madelung, dans son énumération des cas de tétanos qu'il a recueillis, cite un cas soigné par les injections péri et intranerveuse.

Injections intralombaires (intralumbal, intraspinal, subdural, intradural, etc., des Allemands). — Après avoir essayé par l'injection intranerveuse de barrer la route aux toxines en marche vers les cellules médullaires il était naturel de tenter par la voie intralombaire, d'attaquer ces mêmes toxines en contact avec les centres nerveux. Aussi la voie intralombaire semble-t-elle, d'après tous les travaux allemands que j'ai lus, être la voie de prédilection des chirurgiens de l'autre côté de la frontière.

Kreuter affirme que, dans les cas à symptômes menaçants et à courte incubation, on doit faire le traitement antitétanique par la voie intralombaire. Pour cet auteur, il est difficile de se faire une idée juste sur la valeur absolue des injections intrarachidiennes ; mais, d'après les résultats des expériences, on doit toujours y recourir dans les cas graves. Les expériences d'Hoffmann, Suter, Pancratio et autres ont donné des résultats favorables pour l'emploi de cette méthode.

Kreuter fait la ponction lombaire sous chloroforme,

l'éther occasionnant trop facilement des bronchites graves et des infiltrats pneumoniques dont l'expectoratiou est extrêmement pénible. Dans les cas très graves d'opistothonos, il ne faut pas recourir à la narcose. Kreuter a, sans inconvénients, employé six fois la ponction lombaire sur un malade gravement atteint; ce malade a guéri.

Pour ces injections intralombaires, Kreuter n'a jamais employé moins de 100 Ae. Dans un cas seulement, il fit deux de ces injections dans une seule journée. Ordinairement, il fait une injection chaque jour, si cela est nécessaire ; souvent même, en se basant sur la marche des symptômes, il espace davantage les injections. Il n'a jamais eu chez ses malades de troubles méningitiques. Il recommande seulement de ne pas faire de ponction lombaire quand, par suite de la situation de la blessure, on ne peut la faire au lieu de prédilection.

Kreuter reconnaît que l'injection intralombaire permet de créer une barrière contre l'envahissement des racines nerveuses motrices par les toxines. L'efficacité des injections de sérum dans le canal rachidien est certainement connue depuis longtemps, mais ce fait ne reposait pas sur des recherches expérimentales exactes. D'après de nouvelles expériences, on doit employer d'une façon méthodique les injections intralombaires, en ayant soin de les faire chaudes.

Quant à la technique, il faut tout d'abord recourir à une légère narcose pour pratiquer la ponction lombaire, afin d'annuler les contractures des muscles de la colonne vertébrale. On évacue ensuite environ 15 cm³ du liquide céphalo-rachidien et l'on injecte alors lentement au moins 100 Ae. Il est très important, après l'injection, de coucher le blessé de façon que la tête soit plus basse que les pieds, afin de permettre la diffusion de tout le sérum dans le canal rachidien. On peut, suivant la gravité du cas, répéter cette injection dans une même journée ou bien faire chaque jour une injection à dose plus forte. Ces injections ne paraissent pas cependant avoir une influence immédiate sur les contractures et les crampes, mais l'injection arrêtant l'envahissement de toute nouvelle toxine, une fois cette injection faite on peut attendre.

Hochhaus constate que souvent après des injections intralombaires de sérum de Behring on voit survenir une fièvre légère et un assez fort mal de tête, phénomène qui disparaît après quelques jours. Il s'agit là d'une petite irritation méningitique. La pression rachidienne est ordinairement élevée. La ponction donne un liquide trouble avec augmentation de l'albumine et du contenu cellulaire. Aussi Behring a-t-il conseillé une autre préparation de sérum pour l'injection intralombaire.

Kafka, à la Société médicale de Hambourg, a reconnu que l'injection intralombaire ne donnait pas de conséquences mauvaises. Il a vu cependant un cas où le liquide céphalo-rachidien (*la likor*) était entièrement normal avant l'injection, mais présentait après l'injection de grosses modifications physiologiques.

Chiari, d'Innsbruck, conseille de retirer une quantité de liquide intrarachidien égale à la quantité de sérum que l'on veut injecter dans le canal intrarachidien, puis de faire une injection intralombaire allant, le premier jour, de 10 à 100 AE et de renouveler cette dose tous les deux jours. Pour terminer, il recommande quelques injections sous-cutanées de sérum. Il obtint ainsi de bons résultats.

Klein, à la réunion de la Société de médecine de Vienne du 27 novembre 1914, a signalé un cas de guérison de tétanos : plaie de deux doigts par balle de mitrailleuse, tétanos deux semaines après la blessure, ablation des doigts blessés, injection intralombaire de 40 cm^3 de sérum antitétanique; deux jours après, même dose, puis injection de chlorhydrate de morphine et bains chauds. Guérison au bout de vingt-cinq jours.

A cette même réunion, le privat-docent Wiesel rapporte qu'à la clinique chirurgicale d'Eiselsberg il a eu treize cas de tétanos avec dix morts, un guéri et deux en bonne voie. Deux de ces blessés sont arrivés moribonds, l'un est mort le jour même et l'autre le lendemain. Ils avaient des plaies des extrémités par balles de shrapnell ou éclats d'obus, avec fractures compliquées et processus phlegmoneux. Dans un autre cas, il y avait eu perforation du thorax par une balle. Dans ces treize cas, l'incubation avait varié entre quatre et treize jours. A chacun de ces blessés, il a fait aussitôt une injection sous-cutanée d'antitoxine ; puis, deux jours après, une injection intralombaire de 100 à 200 AE. Dans quatre cas, il injecta directement 40 Ae en injection intranerveuse sous « ivresse éthérée ». De ces quatre cas, celui qui, après l'injection intranerveuse, avait tout d'abord présenté une aggravation de son état, guérit tandis que les trois autres succombèrent. En outre, Wiesel soigna ses tétaniques par les narcotiques, le sulfate de magnésie et le salvarsan dans deux cas. Il pansa les plaies avec le *calcium hypochlorosum*, suivant les indications du professeur Riehl.

Le professeur Madelung a rapporté quatre cas soignés par les injections intralombaires et quatre autres cas traités alternativement par des injections intralombaires et des injections sous-cutanées.

Hohmeier, à la réunion de la Société médicale de Marbourg du 2 décembre 1914, a cité quatorze cas de tétanos, dont cinq cas de guérisons complètes. Dans quatre de ces cas, il y avait des blessures des bras ou des doigts. Il fit des injections de sérum sous-cutanées et intralombaires. En même temps, il pratiqua une injection d'antitoxine tétanique dans le plexus brachial, préalablement mis à découvert. Il eut un cas de guérison sans paralysie malgré l'injection dans le plexus brachial. Dans quatre autres cas terminés par guérison, il injecta dans la région lombaire de grandes doses d'antitoxine, 300 à 400 Ae. Il donna en même temps de la morphine en injection sous-cutanée et du chloral en lavement, jusqu'à 10 grammes par jour.

Dans la discussion qui suivit cette communication, le docteur Matthes a confirmé le dire du docteur Hohmeier.

Il a envoyé lui-même en chirurgie les derniers cas de tétanos qu'il a été appelé à soigner, afin que l'on mît le plexus brachial à découvert pour y faire des injections. Un cas de tétanos fut guéri à la clinique interne par des injections de sérum intralombaires.

Ach, à la Société médicale de Munich du 9 décembre 1914, a communiqué les résultats de sa pratique. Sur huit cas de tétanos il a eu sept guérisons. Voici son traitement : 1° une grande dose de sérum intralombaire, puis une deuxième et au besoin une troisième et une quatrième injection intraveineuse, enfin d'autres injections sous-cutanées; au total, injection de 800 à 1 200 Ae. En plus, trois fois par jour, 2 centigrammes de morphine et 4 à 6 grammes de chloral. Von Romberg a approuvé ce traitement.

Hinterstoisier conseille également les injections intralombaires de sérum.

Enfin, le professeur Lewandokowsky, de Berlin, prétend que la mort par le tétanos résulte de l'action des toxines sur la moelle cervicale et sur la moelle allongée. En conséquence, il recommande d'injecter le sérum antitétanique dans la région cervicale pour obtenir l'anesthésie de cette région médullaire. Il suit en cela le conseil de von Jonnesco. Il emploie, dans cette intention, de faibles doses de sérum, 2 cm^3 par jour; mais dans certains cas, surtout dans ceux à courte incubation, on peut augmenter cette dose.

Le docteur Schultze, de Berlin, avoue qu'il n'a vu, jusqu'à présent, guérir que quelques cas de tétanos;

les injections intralombaires de doses curatives (*Heil-dosis*) lui ont paru ne pas donner de résultats. Il s'est servi ensuite d'injection intraveineuse en tenant le blessé sous l'influence de la morphine.

Voelcker associe l'acide phénique aux injections intralombaires. En même temps que ces injections, il injecte sous la peau de l'eau phéniquée à 2 p. 100 et cautérise les plaies avec une solution d'acide phénique concentrée.

Angerer, qui n'avait pas eu de succès avec le traitement par le sulfate de magnésie, a injecté 100 Ae intralombaires, et les mêmes doses en injections intraveineuses et sous-cutanées, il répète l'injection intraveineuse toutes les douze ou vingt-quatre heures en donnant ainsi au total de 300 à 1 600 Ae.

Dreyfus et Unger ont recours à l'injection de 100 Ae intralombaires, de 100 à 300 Ae intraveineux dès que la maladie est diagnostiquée ; au total on doit injecter au malade de 400 à 600 Ae.

Les auteurs allemands, reconnaissant que la mortalité par le tétanos est de 80 à 90 p. 100, rapportent que le docteur Doyen a perdu trois malades sur vingt-quatre qu'il a soignés, ce qui abaisserait la mortalité à 12 p. 100.

Le chirurgien français ferait des injections intrarachidiennes de 60 centimètres cubes le premier jour.

Le deuxième jour, il injecterait 40 centimètres cubes de la même manière. Il couche ses blessés dans un angle de 45°, car il prétend que le sérum monte vers les centres nerveux.

En Angleterre, toujours selon ces auteurs, le docteur John Eyre de Londres et le docteur Blair regardent l'injection intrarachidienne comme le meilleur traitement du tétanos.

Injection intracranienne. — Lewandokonsky faisait l'injection dans la région cervicale. Eyre et Blair vont plus loin ou plus haut, l'injection intracranienne leur paraît l'*ultimum refugium*. Selon eux, il ne faut pas faire une injection intrarachidienne n'importe où.

L'injection, d'après les recherches de Roux et de Borel, serait surtout efficace si elle est faite intracranienne.

A cette opinion, Kreuter répond : il faut se mettre en garde contre les injections intracérébrales qui paraissent, au contraire, augmenter le chiffre de la mortalité.

Tétanos chez les enfants. — Ludwig Simon a depuis 1909 soigné quatre enfants pour le tétanos. Chez l'un de ces enfants, le tétanos était apparu vingt-quatre heures après la blessure ; il les a guéris en leur injectant 8 Ae par kilo du poids du corps dans les quarante-huit premières heures, dont un tiers intralombaires, après avoir laissé couler une quantité de liquide céphalo-rachidien correspondante à la quantité de sérum à injecter et deux tiers intraveineux. Les jours suivants, il a injecté dans les veines 100, 200, 300 Ae, suivant la gravité du cas. En dix jours, il a injecté ainsi à une jeune fille de dix-sept ans 2100 AE sans observer de symptômes désagréables.

Anaphylaxie. — Nous avons vu que beaucoup de chirurgiens allemands conseillaient l'emploi d'énormes doses de sérum antitétanique. Cette méthode est-elle sans danger?

Wette, à Cologne, qui a traité les tétaniques par de fortes doses d'antitoxine, n'a observé aucun inconvénient sauf les *Serumexanthem* à marche rapide.

Vogt reconnaît que l'antitoxine tétanique est complètement inoffensive. On a injecté cette antitoxine sous la peau, dans les veines, dans le canal intrarachidien en immense quantité pendant cette guerre. On n'a vu aucun accident sauf du *Serumexanthem* et parfois quelques phénomènes d'intoxication. Bönheim, de Bensheim, ayant injecté 20 AE d'antitoxine Höchst sous la peau, observa une violente démangeaison, d'abord au lieu de l'injection, puis sur toute la poitrine, suivie bientôt d'une urticaire plus ou moins généralisée. La disparition de l'urticaire fut suivie de fatigue et de douleurs dans les muscles, les os et les articulations. Vingt-quatre heures après, tout avait disparu. Ces phénomènes sont-ils dus à la nature étrangère de l'albumine ou à une intoxication véritable. Vogt a rencontré un autre cas analogue avec démangeaison, urticaire, céphalalgie et fièvre. Ces phénomènes s'observent aussi après les injections de sérum antidiphtéritique.

Dreyfus et Unger, qui ont traité une trentaine de tétaniques par des doses massives de sérum, ont constaté comme symptôme accessoire de cette *inondation thérapeutique* une forte élévation de température; deux fois seulement ils observèrent un choc anaphylactique peu dangereux et rapidement disparu. Aussi recommencèrent-ils les injections de sérum sans voir réapparaître ces symptômes. Une fois, il y eut de la diarrhée et des vomissements, qui cessèrent quand on arrêta les injections de sérum. Ils observèrent enfin des exanthèmes fugitifs.

Muller, dans un cas de tétanos, avait injecté 700 Ae, et il eut, vers la fin du traitement, deux chocs anaphylactiques.

Schneider a injecté *intraveineusement* une première dose de 120 Ae, puis une deuxième de 240 Ae, et les jours suivants, de 60 à 120 Ae, faisant en dix jours un total de 960 Ae sans aucun accident.

Ewald, à une des réunions dites « Soirs des médecins militaires à Berlin », a signalé un cas d'anaphylaxie. Le blessé avait été soigné par l'eau oxygénée et des injections intraveineuses de 100 Ae. Trois fois pour ces injections, on se servit du sérum de Behring, deux fois du sérum de la fabrique Höchst et une fois enfin, de 100 Ae d'un sérum envoyé de Copenhague.

Le blessé, à la suite de ces injections, fut atteint de démangeaisons qui nécessitèrent de fortes injections de morphine, de frisson et de fièvre. La température atteignit 39,8. La guérison fut rapide. Trois semaines après ces accidents, on lui injecta 5 Ae de sérum de Behring sans provoquer de réaction.

Ewald en conclut naturellement que ces accidents étaient dus à l'emploi du sérum de Copenhague.

Hochhaus, en employant la sérothérapie, n'a observé d'action secondaire du sérum que dans deux cas. Dans l'un de ces cas, il survint, après douze jours, un exanthème accompagné de fièvre violente et de phénomènes douloureux dans les articulations. Dans l'autre, on observa, après dix jours, un exanthème avec un peu de fièvre.

Menge, qui préconise l'emploi de grandes doses d'antitoxine au début, croit que l'anaphylaxie ne se montre qu'au bout de dix à quatorze jours. Aussi, ne craint-il pas l'anaphylaxie quand il fait de fréquentes injections d'antitoxine.

Ludwig Simon a observé deux cas d'anaphylaxie par l'antitoxine tétanique. Le premier blessé reçut une injection intralombaire de 200 Ae et une autre intraveineuse de 200 Ae également; le lendemain, même dose : le troisième jour, 100 Ae en injection intraveineuse : rétention d'urine, amputation, injection intraveineuse de 300 Ae; puis, pendant six jours, 100 Ae chaque jour. Treize jours après la première injection, on donne encore une injection de 100 Ae. Brusquement, le blessé tombe aussitôt dans le collapsus. Il n'y avait eu aucune faute technique commise. Il n'y avait pas eu d'introduction d'air dans les veines. Le pouls disparut tout à fait, la respiration devint accélérée et superficielle. La figure d'abord bleue devint livide. Il survint une énorme transpiration : injection d'huile camphrée. La respiration redevient lentement plus profonde. Une heure après le début de ces accidents, le blessé était revenu à son état antérieur. Le lendemain, apparition d'une éruption scarlatiniforme qui disparut au bout de deux jours.

Le deuxième blessé, atteint d'un tétanos très léger, reçut une injection intraveineuse de 300 AE. Aussitôt, un exanthème rosé avec des taches de moyenne grandeur apparaît sur le ventre, la poitrine, le dos, les bras et les cuisses. Les symptômes tétaniques réapparaissent plus violents; nouvelle injection de 300 AE intraveineuse. Tout d'un coup, cyanose profonde des lèvres, de la face et de tout le corps. Cela dure peu de temps : le pouls et la respiration restent bons; frisson violent; la température s'élève à 40°,9.

Le lendemain, tout va bien. Deux jours après 100 AE en injection intraveineuse, le sérum était bien clair, il n'était pas troublé, donc pas d'embolie gazeuse possible. Aussitôt après, le blessé se met à tousser; il se plaint d'un *mauvais air*; puis les lèvres deviennent bleu foncé, le visage, le cou, le tronc et les extrémités prennent successivement la même coloration : le pouls se sent à peine, la respiration est normale. Le patient ne réagit pas, les pupilles sont passablement dilatées; sur le corps apparaissent lentement des taches bleu foncé qui tranchent sur la couleur blanche du reste de la peau. Le corps présente ainsi un aspect marbré.

Camphre, oxygène, sérum artificiel. Graduellement, le corps devient livide; la respiration, peu à peu, devient plus profonde; la peau reprend la coloration rose. Le malade réagit lentement à l'appel; l'action du cœur s'améliore après une injection camphrée. Une demi-heure après, frisson violent, température 40°,1, puis transpiration abondante. Le lendemain, tout est revenu à l'état normal.

Donc, dans ces deux cas, injections intraveineuses, changement d'aspect du malade, cyanose, puis lividité, respiration superficielle, affaiblissement du pouls, exanthème très prononcé, typique. Dans l'un des cas, la connaissance persiste encore un peu, dans l'autre cas, une demi-heure sans connaissance. Dans les deux cas, frisson violent et haute température, puis disparition rapide des phénomènes; le jour suivant tout est normal.

Klimento a examiné tous les cas d'anaphylaxie qu'il a pu réunir, au total 33, dont 1 se termina par la mort. Ces cas sont sans doute plus nombreux, mais souvent, on n'y apporte pas d'importance et on ne les publie pas.

Simon dit qu'il faut être prudent dans les injections après dix jours de traitement. Le même danger de l'anaphylaxie peut aussi se présenter chez le malade qui dans le courant de l'année a reçu une injection de sérum de cheval pour la diphtérie ou même une simple injection de sérum de cheval pour une hémorragie et à qui il est nécessaire de faire une injection antitétanique. Avant de faire une injection, il faut toujours s'assurer de cette possibilité, surtout si le malade a été changé d'hôpital.

Des phénomènes du même genre ont été signalés pour le sérum antidiphtéritique. Moi-même au début de ma captivité dans la forteresse de Mayence, je dus comme tout prisonnier de guerre subir trois injections de sérum allemand pour la fièvre typhoïde, malgré mes soixante et un ans et une fièvre typhoïde antérieure. Je fus souffrant toute la nuit, fièvre, céphalalgie, inappétence, courbature et sensation pénible de pesanteur au niveau de la région cardiaque, lieu de l'injection. Ces phénomènes surtout marqués après la première injection se montrèrent moins après toutes les autres injections que l'on me prodigua avec délice pour la fièvre typhoïde, le choléra, etc. Beaucoup de mes compagnons d'infortune furent victimes des mêmes malaises.

Je crois que la question de l'anaphylaxie est plus complexe, les accidents légers peuvent tenir autant à la personne injectée qu'à la nature du liquide injecté. L'on observe souvent à la suite d'injections de morphine, de caféine et autres des urticaires plus ou moins généralisées avec quelques-uns des phénomènes signalés par Bonheim. Je me rappelle que je fis à une dame très nerveuse, qui voulait absolument contre ma volonté avoir une injection de morphine, une injection de 2 centimètres cubes d'eau distillée. Elle fut prise presque aussitôt d'urticaire à plaques géantes qui débuta au lieu de l'injection par une plaque d'environ 5 centimètres de diamètre et qui se généralisa ensuite avec mal de tête et courbature. Les démangeaisons furent très fortes et ne se calmèrent que par des bains tièdes prolongés et des lotions d'huile d'amandes douces chloroformée.

Friedberger, Schern, Neutraus, Schikawa, de Berlin, ont prouvé que l'on pouvait dans des anaphylaxies passives créer une fièvre continue anaphylactique. Ces quatre auteurs ont établi que des corps albuminoïdes différents, injectés dans les mêmes conditions, donnaient lieu aux mêmes symptômes. Ces mêmes corps, au contraire, injectés dans des conditions différentes pouvaient donner lieu à des accidents d'aspect également différent.

Hamburger, dans ces cas, a reconnu que la recherche de l'immunité pouvait seule donner une base solide à la loi de la spécificité toxique (*artenheit*) des albuminoïdes, à la nature de leur digestion et de leur assimilation. L'on ne doit jamais à ce sujet se laisser détourner du résultat des recherches et des méthodes d'examen chimique.

Uffenheimer et Auerbach, partant de ce fait que le foie a une action sur les peptones et qu'il existe une grande similitude entre l'empoisonnement par les péptones et l'état produit par le choc anaphylactique, ont étudié les rapports qui peuvent exciter entre le foie et l'anaphylaxie. Ils ont pour cela injecté des peptones dans la veine porte par l'intermédiaire d'une veine mésentérique, et ils ont sur d'autres animaux fait les mêmes injections dans la jugulaire. Ils se servirent pour leur injection de sérum de bœuf. Dans les cas d'injection par la jugulaire 87,5 des animaux succombèrent. Dans les cas d'injection par la veine mésentérique, la mortalité fut seulement de 28,03. Cela prouverait l'importance de l'action du foie dans la production de l'anaphylaxie.

Mertens, de Hindenburg, a constaté qu'il faut déjà trois fois vingt quatre heures pour arrêter le développement de l'état anaphylactique. Aussitôt après l'apparition de l'exanthème, il faut cesser toute injection de sérum.

Blumenthal a créé une hypersensibilité spécifique chez des cochons d'Inde anaphylactisés. Après une préparation intracutanée, il a pu obtenir une réaction plus ou moins distincte.

D'après des recherches sur les animaux, les symptômes anaphylactiques ne se montrent après les nouvelles injections que le dixième jour. P. Krause reconnaît seulement que les six premiers jours sont seuls exempts de danger en cas de nouvelles injections. Mais la clinique étend cette période jusqu'au dixième ou douzième jour. Chez l'un des blessés, ce ne fut qu'après quatorze jours qu'apparurent les symptômes anaphylactiques, bien que ce blessé eût encore le dixième et le douzième jour reçu une injection intraveineuse. Chez un deuxième blessé, ce ne fut que le treizième jour que, sans nouvelle injection apparurent les premiers symptômes de la *Serumkrankheit* (la maladie du sérum); au quatorzième jour légère atteinte de choc anaphylactique ; au dix-septième jour attaque grave. Simon a fait chez plusieurs blessés des injections pendant plus de dix jours sans la moindre action secondaire du sérum. Chaque individu réagit manifestement d'une façon différente. Peut-être aussi, la provenance du sérum a-t-elle une importance. Simon, cependant, conclut d'après ses recherches bibliographiques et son expérience que l'on peut faire des *réinjections* jusqu'au dixième jour si, jusqu'à ce jour, on n'a pas vu de symptômes de la maladie du sérum, tels qu'exanthème, gonflement ganglionnaire et articulaire, œdème, affections des muqueuses, etc.

D'après les intéressantes recherches de Newfeld et Besredka et d'après Friedberger et Mita, on peut obtenir une antianaphylaxie, en injectant sous la peau une quantité minime de sérum, quelques heures avant les réinjections de sérum. Le même résultat s'obtient en faisant l'injection intraveineuse goutte à goutte au moyen d'un appareil spécial inventé par Friedberger et Mita. Cette première méthode paraissait à Simon la plus simple, mais cette méthode n'était pas plus sûre. En 1902, il injecte 5 centimètres cubes de sérum antidiphtéritique, prophylactique. Pour éviter l'anaphylaxie, il injecte d'abord 1 centimètre cube de sérum et le reste huit heures après. Six jours après cette deuxième injection apparaît une urticaire violente, avec malaise, colique, diarrhée, élévation de la température. Deux jours après, tout avait disparu.

Une cause de l'anaphylaxie tient peut-être à ce que que l'on ne se sert pas toujours du cheval, mais quelquefois aussi de bœuf et de tout autre animal spécialement sensible au tétanos, pour fabriquer le sérum.

En tout cas, il serait prudent quand, après dix jours de sérothérapie, le tétanos n'est pas guéri, de changer de traitement et d'employer une autre méthode. Simon, dans un cas où le tétanique, après dix jours de traitement avait reçu 1 000 Ae et n'était pas encore guéri, cessa l'antitoxine et essaya sans succès les injections sous-cutanées de sulfate de magnésie (40 à 60 centimètres cubes d'une solution à 25 p. 100).

Traitement par l'acide phénique. *Traitement de Baccelli.* — En Allemagne, le traitement de Baccelli (1 centimètre cube de solution phéniquée à 2 p. 100 répété dix à vingt fois par jour) a été relativement peu employé. La statistique publiée par Baccelli donne des résultats déconcertants, car il se base sur ce fait que dans les cas très graves de tétanos la mortalité est de 20 p. 100, et dans les cas graves de 2 p. 100. Ainsi, pour 190 cas la mortalité a été au-dessous de 20 p. 100.

Pour Kreuter, ce traitement par l'acide phénique ne mérite aucune considération sérieuse. Le phénol n'est pas un remède curatif, son action comme sédatif est dépassée certainement par les autres médicaments narcotiques et hypnotiques. Son action curative sur les animaux a été nulle. La statistique brillante, surtout des médecins italiens, prouve seulement qu'il s'agissait la plupart du temps de ces cas à incubation prolongée chez lesquels on n'emploierait sans doute même pas le sérum. Le tétanos, d'ailleurs, en Italie, est une forme adoucie de notre tétanos, puisque sa mortalité, d'après Rose, serait de 20 p. 100.

Deneke, à la réunion de la Société médicale de Hambourg du 1er décembre 1914, affirme que si le traitement de Baccelli par l'acide phénique n'a pas donné de résultats très favorables, c'est que l'on n'a pas employé des doses suffisantes; on doit injecter 4 à 5 centimètres cubes d'une solution à 2 p. 100. On commence par 4 centigrammes d'acide phénique par jour et l'on augmente graduellement la dose jusqu'à 1 gramme par jour. Il a soigné de cette manière trois tétaniques.

Quincke, à la Société de médecine de Francfort, a conseillé de faire, suivant les indications de Baccelli, une injection de 1 gr. 5 d'acide phénique dans les muscles en cas de menace de mort.

Dreyfus, à la même Société, recommande le traitement de Baccelli avec une solution d'acide phénique à 3 p, 100. Il donne le premier jour, 45 centigrammes d'acide phénique, et, les jours suivants, 1 gramme et même 1 gr. 1/2 d'acide phénique. Tout en reconnaissant que ce traitement mérite d'être davantage pris en considération, il avoue que ce traitement n'améliorait pas le tétanos avant qu'on ait commencé la sérothérapie; il cite à l'appui de sa communication quatre cas de tétanos.

Lehmann prétend que les grandes doses d'acide phénique que supportent les tétaniques prouvent que ce médicament agit avant tout comme sédatif et modère l'irritation réflexe du système nerveux. Chez les tétaniques, en effet, on observe une augmentation considérable de la tolérance pour tout sédatif et narcotique.

Nous avons vu que Voelcker employait l'acide phénique en injection et en cautérisation de la plaie en même temps que les injections intralombaires de sérum.

Ostner emploie le traitement de Baccelli. Il fait cinq à six fois par jour une injection d'une seringue de Pravaz renfermant une solution d'acide phénique à 3 p. 100. Il se sert en même temps des autres médications du tétanos.

Schneider conseille aussi d'injecter deux à trois fois par vingt-quatre heures de 1 centigramme à 3 centigrammes d'acide phénique liquide (*acid. carbolicum liquef.*) en solution.

Hochhaus a, dans quinze cas, employé l'acide phénique. Les auteurs, dit-il, qui ont essayé cette méthode ont obtenu des résultats surprenants; presque tous leurs malades ont guéri. Cette guérison doit être aussi un peu attribuée à la minime gravité des cas. Le premier jour, il injecte trois fois en vingt-quatre heures 10 centimètres cubes d'une solution d'acide phénique à 3 p. 100; et les jours suivants, il continue d'injecter cinq fois par jour 10 centimètres cubes de la même solution, de façon à introduire dans l'économie 1 gramme et même plus d'acide phénique. Ces injections sont peu douloureuses et n'ont été accompagnées d'aucun accident du côté des reins.

Dans la plupart des cas, environ une demi-heure après l'injection, il se produit une sédation et une diminution des contractures. Ce phénomène est surtout apparent dans les cas peu graves. Mais cet effet n'est pas aussi certain ni aussi énergique qu'avec l'usage du sulfate de magnésie. On est même souvent obligé de faire en plus une injection de morphine de 0,02 ou de donner du choral à dose correspondante.

En conséquence, le traitement par l'acide phénique sera réservé pour les cas très légers. Dans les cas un peu plus sérieux on y associera la morphine ou le chloral. Des 15 cas soignés par Hochhaus, 9 sont morts et 6 ont guéri, mais la plupart de ces cas étaient très légers.

Enfin, Steward et Laing, dans *The Lancet* du 26 décembre 1914, ont vu un cas de tétanos qui, malgré de grandes doses de sérum, de chloral et de bromure, s'était aggravé, mais qui guérit en un mois à la suite d'injections sous-cutanées d'acide phénique (2 cm^3 d'une solution à 5 p. 100, toutes les deux heures dans la peau du ventre).

Arnd et Krumbein ont obtenu de bons résultats avec des injections phéniquées. Ils ont fait des recherches expérimentales sur des animaux pour voir si l'acide phénique avait une action prophylactique. Sur des souris préalablement injectées avec de l'acide phénique, ils parvinrent à atténuer l'infection tétanique, à retarder la mort et même à l'empêcher. Chez l'homme, il est plus simple pour eux de donner 4 à 6 grammes de salol chaque jour par la bouche pour obtenir l'action de l'acide phénique. On obtient ainsi le *Phenolwirkung*, l'action de l'acide phénique, action très utile et jamais nuisible.

Alcool. — Kuster, se basant sur des expériences de laboratoire, a recherché quelles étaient les substances chimiques qui pouvaient nuire à la toxine tétanique. Dans ce but, il recommande l'alcool en première ligne. L'alcool, dans ce cas, agirait comme narcotique ; en deuxième ligne, il préconise la lécithine, le bleu de méthylène et l'éosine.

A ce propos, je dois citer un cas de tétanos que j'ai eu à soigner à l'hôpital de Boulogne-sur-Mer, il y a une douzaine d'années. Il s'agissait d'un vagabond qui, à la suite d'une plaie à la figure, résultant d'un coup de pied, fut atteint du tétanos. Le commissaire de police qui faisait une enquête à ce sujet me dit : « S'il mourait ce ne serait pas une perte pour la société, il a vingt-deux ans, et vingt-sept condamnations ». — Dans ces conditions, il ne mourra pas, lui répondis-je. » En effet, le soir il était ivre mort. Des camarades qui étaient venus le voir lui avaient en cachette apporté 1 litre d'eau-de-vie qu'il avait bu entièrement. Le lendemain il allait mieux et quelques jours après il sortait guéri. Ayant lu ensuite un ouvrage très sérieux et très documenté publié en Amérique sur l'emploi de l'alcool dans les cas de morsure par serpents venimeux (serpent minute, cobra, etc.), j'ai appris que beaucoup de personnes atteintes de ces morsures s'étaient enivrées et avaient ainsi échappé à la mort. La tension artérielle augmentée par l'absorption d'une grande quantité d'alcool ralentissait peut-être l'absorption de la plaie. Peut-être aussi la présence dans le sang d'une certaine quantité d'alcool annihile-t-elle l'action des toxines comme la toxicité du venin. Il y aurait là matière à expériences *in anima vili*.

Le salvarsan. — Rothfuchs, à l'hôpital Saint-Georges, a fait des recherches pour trouver une médication *bienheureuse* qui pourrait abaisser le chiffre de la mortalité du tétanos. Deux premiers cas, qu'il a rapportés, ont été favorablement influencés par l'emploi du salvarsan en même temps que le traitement par l'antitoxine. Ces deux malades ont guéri. Il a donc employé de nouveau le salvarsan avec succès sur six autres blessés atteints du tétanos. Deux de ces cas étaient de moyenne intensité; ils se sont terminés par la guérison. Les quatre autres étaient graves. De ces quatre blessés, l'un est mort de pneumonie, un autre a guéri et les deux derniers ont été extrêmement améliorés.

1° Cas grave. Après quatorze jours d'incubation. Au premier symptôme, 100 Ae intralombaire, le lendemain, amputation du pied. En trois jours, 240 Ae intralombaire et 260 Ae intraveineux. Malgré ce traitement, aggravation de l'état, crampe du diaphragme. Le lendemain, salvarsan 0,03 intraveineux suivi d'amélioration ; trois jours après, salvarsan 0,03, guérison.

2° Cas moyen. Treize jours d'incubation, 100 Ae intralombaire, 240 Ae intraveineux, salvarsan 0,03. Un jour et demi après, amélioration (*sprunghafte Besserung*), puis deuxième injection de salvarsan.

3° Cas grave. Incubation treize jours. Salvarsan 0,03, amélioration ; deuxième injection de salvarsan 0,03, grande amélioration.

4° Cas graves. Incubation douze jours. Salvarsan 0,03 ; pas d'antitoxine, pneumonie, mort.

5° Cas moyen. Incubation treize jours. Aussitôt salvarsan 0,03; pas d'amélioration ; 80 Ae antitoxine intralombaire; le lendemain, deuxième injection salvarsan, puis, 700 Ae intraveineux, guérison.

6° Cas grave. Incubation neuf jours. Aussitôt 100 Ae intralombaire, amélioration.

Dans les cas 1 et 2, le salvarsan a été associé à l'antitoxine. Dans les cas 3, 4, 5, on a donné d'abord le salvarsan, ce n'est que huit à neuf jours après que l'antitoxine a été injectée.

Rothfuchs, est convaincu que le salvarsan agit favorablement sur le tétanos. La marche grave et rapide du tétanos, devient plus légère et plus lente, la durée est plus longue. Il n'est pas impossible, dit Rothfuchs, que le salvarsan seul agisse comme le sérum antitétanique. Donc, dès le début du tétanos, commencer avec l'antitoxine et donner le salvarsan le deuxième, et, peut-être, le troisième jour ; deux injections de salvarsan de 0,03 suffisent généralement.

Jacobsthal et Roscher ont entrepris des recherches pour connaître la valeur de ce traitement.

Alsberg, à la Société de médecine de Hambourg (1er décembre 1914), a dit qu'il avait soigné trois tétaniques avec du salvarsan comme l'avait conseillé Rothfuchs, les trois tétaniques sont morts. Alsberg a constaté comme Hochhauss une excitation méningée.

Wiesel, a soigné également deux cas de tétanos, par le salvarsan, mais sans succès.

Liquide ascitique. — Durlacher, à l'hôpital de réserve d'Ettingen, a communiqué l'observation suivante. Un soldat blessé au pied, le 25 août, est atteint le 3 septembre de début de tétanos. On le traite par le chloral; le 14 septembre, on lui injecte dans la cuisse 30 centilitres d'exsudat séreux provenant d'un cardiaque. Cela amène rapidement du calme; le 16, nouvelle injection de 40 centilitres de ce liquide; le 22 septembre, 50 centilitres du même liquide; le 20 octobre, guérison.

Durlacher, a vu un deuxième cas qui, traité de la même manière, a guéri aussi. Après l'injection, les symptômes graves s'améliorent; le liquide que l'on injecte a été recueilli dans un vase stérilisé et injecté cinq à dix minutes après. Cet exsudat séreux est riche en cellules lymphoïdes et en albumine. En pénétrant dans le sang, ce liquide peut y développer des albuminoïdes qui agissent contre le tétanos comme l'antitoxine.

LE TRAITEMENT SYMPTOMATIQUE

Hygiène. — Nous avons déjà vu au cours de ce travail les soins que l'on conseille de donner aux tétaniques. Hochhaus a reconnu que les soins et la nourriture des malades jouaient un grand rôle dans le traitement du tétanos. Il faut, autant que possible, isoler chaque tétanique dans une chambre très calme, où toute cause d'excitation est supprimée. L'alimentation par la bouche (*per os*) ne se fera naturellement que chez les blessés qui n'ont pas de contracture des muscles de la gorge, par crainte de la pneumonie dite de déglutition. La plupart des malades doivent être nourris par des lavements; on peut aussi faire des injections de sérum artificiel, et des injections intraveineuses de solution de sucre de raisin à 5 ou 10 p. 100.

Le professeur Muller insiste beaucoup pour que l'on évite aux tétaniques toute excitation extérieure. Le repos du corps et de l'esprit est nécessaire. Éloigner rigoureusement toute excitation forte ou rapide — se servir de pantoufles, converser à voie basse, voiler les lumières, etc.

Moritz, à Cologne, a conseillé pour nourrir les tétaniques par le rectum, en première ligne, les lavements avec une solution aqueuse renfermant 7 1/2 p. 100 de sucre de raisin. Une autre solution à 10 p. 100 du même sucre pourra être utilisée pour les injections intraveineuses. On pourra sans hésiter faire une injection allant jusqu'à 1 litre.

Teller recommande d'alimenter le malade avec la sonde stomacale *via nasi*, si le trismus rend impossible la déglutition et l'aspiration des liquides.

On pourrait aussi donner des diurétiques, Bruschettini, en 1892, ayant reconnu l'élimination des toxines par les urines.

Bains chauds. — Le professeur Muller estime que les bains chauds constituent un moyen de calmer et même de guérir les cas légers et les cas moyens de tétanos. Il donne par jour deux bains dont la température débutant à 36° est portée ensuite jusqu'à 41°-42°. La durée du bain sera de vingt et au plus de trente minutes. La plupart des malades en éprouvent un soulagement extraordinaire. Pendant le bain chaud, on observe un relâchement du trismus et l'on peut profiter de ce que le malade ouvre ainsi mieux la bouche pour l'alimenter et lui faire prendre ses médicaments. Muller s'étonne de voir combien cette action des bains, autrefois si mentionnée, est aujourd'hui peu connue du corps médical. Pour une bonne technique du bain, il faut un personnel habitué et il ne faut pas oublier de protéger les pansements des extrémités par des tissus imperméables à l'eau.

Wiener, à Munster (Westphalie), a eu à soigner 46 cas de tétanos. Les 6 premiers cas ont été soignés par le sérum antitétanique (100 AE en une fois), par le chloral, la morphine à haute dose, la narcose chloroformique, len ettoyage des plaies et même l'amputation. Résultat, 6 morts; les 40 autres cas ont donné 24 guérison. Ces malades ont été surtout soignés par les bains à 40 et 42° centigrades. Chaque matin, un bain de vingt-cinq minutes; chaque soir, deux cuillérées à soupe d'une solution de chloral (16 pour 250 grammes) en lavement et 0,02 de morphine en injection. En outre, lorsqu'il y avait de fortes crampes, on injectait 10 cm^3 de sulfate de magnésie. Enfin, Wiener faisait exposer au soleil le corps et surtout la blessure du tétanique.

Matthes a traité aussi avec succès les tétaniques par des bains chauds.

Narcotiques. — Tous les médecins allemands sont d'avis que le traitement du tétanos doit se faire par les spécifiques (sérum, acide phénique, etc.) et par les médicaments narcotiques que l'on devra adjoindre à toute médication antitétanique.

C'est ainsi que Schneider, qui a soigné des tétaniques par le sérum Hochst sextuple (6 *fach flussig*) et par le sérum francais, leur a donné en même temps du chloral et de la morphine, seule ou associée à la skopolamine. Kreuter, pour lutter contre les crampes, donne des injections de morphine toutes les deux ou trois heures et le soir un lavement avec 5 grammes de chloral.

Eunike traite les symptômes par la morphine et par l'hydrate de chloral, ce dernier agissant plus vite et plus longtemps que la morphine.

Voelcker reconnaît que le traitement symptomatique par les narcotiques (chloral, paraldehyde, opium, pantopon, morphine, etc.) joue un grand rôle et ne doit pas être négligé dans la pratique.

Wiesel donne de la morphine et du chloral jusqu'à 8 grammes par jour.

Nous voyons, dans la *Deutsch Medizinische Wochenschrift* (n° 5, 1915), le chloral conseillé par la Société de médecine de Paris à la dose de 20 à 25 grammes par jour comme dose antitétanique.

Angerer emploie aussi l'hydrate de chloral à haute dose; il donne deux lavements de 6 grammes par jour. Alexander a même ordonné des lavements avec 10 grammes de chloral.

Moritz, à Cologne, affirme que la morphine associée à la skopolamine a une bonne action palliative.

Klaussner, dans un cas, a donné aussi de la morphine associée à la skopolamine; ordinairement il emploie la morphine et le chloral, ce dernier est donné jusqu'à six fois par jour.

Dreyfus et Unger, outre le traitement énergique par de hautes doses de sérum, disent qu'il faut avoir recours à des moyens narcotiques puissants pour combattre autant que possible l'action des toxines « ancrées » qui sont la cause des contractures et des crampes. Somme toute, cela n'est que la vieille pratique médicale qui préconisait le traitement du tétanos par les narcotiques. L'on possède maintenant un choix plus grand de remèdes et l'on peut en les combinant obtenir le résultat cherché sans craindre de grands inconvénients. Ils ont recours même à la narcose ether-chloroforme.

Le professeur Madelung conseille la morphine en injection sous-cutanée et le chloral en lavement.

Teller, outre le traitement spécifique, recommande de combattre l'irritabilité musculaire avec 2 ou 3 grammes d'hydrate de chloral ou avec le *veronal natrium* 1 à 1,5 en lavement ou avec des injections de morphine de 0,02 + 0,001 d'hyoszin.

Pour Hochhaus, la morphine a la dose de 2 centigrammes produit du repos et fait cesser les contractures de la manière la plus rapide et la plus certaine. Dans les cas légers, il suffit de faire plusieurs injections espacées en vingt-quatre heures pour faire un traitement complet. Dans les cas graves, Hochhaus a dû soigner ses blessés (trois) par des injections de morphine systématiques. Il fait une injection toutes les deux ou trois heures. Chaque injection produit un effet rapide, cet effet disparaît vite malgré l'administration trois fois par jour d'un lavement contenant 2 grammes de chloral. Ces trois blessés sont morts. Plus tard, il eut l'occasion de soigner un autre tétanique par des injections de morphine et de 1/2 milligramme de skopolamine. Cette association de la skopolamine rendait l'action de la morphine plus profonde et plus durable. Avec trois injections morphine-skopolamine, on parvenait dans les cas très graves à obtenir pendant vingt-quatre heures un calme suffisant. Cependant Hochhaus a eu l'impression que, par suite de cette narcose prolongée, les malades atteints de catarrhe des muqueuses respiratoires avaient plus de tendance à faire de la broncho-pneumonie. Malgré cela, il croit qu'il faut recommander l'usage prudent de la morphine et de la skopolamine associées avec le chloral.

Le feldunterazt Karl Alexander a soigné du 30 août au 7 octobre 1914, dix cas de tétanos à l'hôpital de réserve d'Ingolstadt. Ces cas survinrent après une incubation variant du dixième au dix-neuvième jour. Les deux premiers furent traités avec 100 Ae intraveineux et 5 grammes de chloral en lavement par jour. Ces deux tétaniques succombèrent par suite de paralysie du diaphragme (*Zwerchfellahmung*). Pour les autres huit cas, il augmenta la dose de chloral. Il donna un lavement de 250 grammes avec 10 grammes de chloral et il constata aussitôt une amélioration considérable. Le chloral n'eut pas d'action sur le cœur, ni sur le poumon. Il ajouta au traitement quelques injections de morphine. Ces huit blessés guérirent, l'un d'eux, pourtant, après guérison du tétanos, succomba à la suite d'une hémorragie du moignon de sa cuisse. Donc, aussitôt le début, 100 Ae intraveineux et, le soir, lavement de 250 grammes avec 10 grammes de chloral. Le deuxième jour, 100 Ae intralombaires et, le soir, 10 grammes encore de chloral en lavement. Le troisième jour, 100 AE sous-cutanés et, le soir, toujours même dose de chloral. Dans les cas graves, lorsque l'on craint que la plaie ne devienne une nouvelle source de toxines, on donne en plus les premiers jours 100 AE intraveineux. En outre, on tamponne la plaie avec du sérum liquide ou on la saupoudre de sérum sec pour faire cesser la production de toxine.

Cahen, à Cologne, sur 450 blessés français, a soigné seulement deux cas de tétanos. Son traitement a consisté en morphine et skopolamine, résultat inconnu.

Wette, à Cologne, aussi affirme que le chloral agit mieux que la morphine, il conseille aussi l'aspirine.

Wiedmann a soigné ses tétaniques par la morphine et la skopolamine. Un mort sur six cas.

Luminal. — Comme médicament, le luminal constitue pour le professeur Muller le meilleur narcotique. Dans le cas de trismus violent avec difficulté de la déglution, on fait une injection de *luminal natrium* (des maisons Bayer ou Merk, de Darmstadt). Ce luminal se trouve dans le commerce renfermé dans un flacon stérilisé à la dose de 1 gramme. Avant de se servir de ce gramme de luminal, il faut remplir le flacon d'eau distillée. Ce flacon ayant une capacité de 5 cm^3, on obtient ainsi une solution de luminal d'environ 20 p. 100. On doit filtrer la solution avant de l'injecter. 2 cm^3 de cette solution contiennent à peu près 0,4 de luminal. Ordinairement, on donne dans la matinée et dans l'après-midi, 0,2 de luminal et le soir 0,4.

Ce médicament calme les crampes et la douleur, il agit très bien sur le tétanos. Muller a essayé le luminal, bien que l'on ait prétendu tout d'abord qu'il exerçait une action dépressive sur l'excitation motrice. Il se rappelait les bons effets de ce médicament sur l'épilepsie. Si on veut employer le luminal à l'intérieur, on commence par donner le soir une tablette entière de 3 grammes et pendant le jour une demi-tablette. On peut à l'intérieur augmenter l'action de ce médicament en donnant des doses plus fréquentes, comme on l'a fait dans son emploi en injection sous-cutanée. La souffrance est telle et le pronostic si mauvais dans les cas de tétanos à courte incubation et à début violent que l'on peut se risquer à donner hardiment les médicaments qui peuvent calmer ces symptômes. De fortes doses peuvent seules donner un résultat. Muller, en partant de ce raisonnement, est ainsi arrivé à donner cinq fois par jour 4 centigrammes de luminal. Il n'a jamais observé lui-même d'accident, ni d'action accessoire. Enfin, on peut, en outre, donner des doses plus fortes et plus fréquentes de chloral par la voie rectale. Il conseille plusieurs fois par jour 2 grammes de chloral. D'après les expériences de Muller, les autres sédatifs, surtout le bromure, le véronal, la morphine, le bromhydrate de skopolamine ont une action moins visible. Ils agissent moins que le luminal. Muller a pu cependant, dans des cas légers, obtenir quelques résultats avec les préparations de Salizyl.

Kuhn de Neuenahr, à l'appui de lathè se de Muller, a

rapporté un cas grave de tétanos, dans lequel la morphine, l'atropine, le bromure et le sérum (injecté dans les veines et dans le canal intrarachidien) n'avaient donné aucun résultat; Kuhn prescrivit alors 3 centigrammes de luminal, puis après cette première dose 0,1 toutes les quatre ou cinq heures. De telle façon que pendant les trois premiers jours on donnait 1 gramme *pro die*. Il cessa pendant dix heures l'usage du luminal parce qu'il avait constaté un début de pneumonie hypostatique. L'état s'étant aggravé, on dut redonner du luminal qui produisit aussitôt une amélioration. On connaît d'ailleurs l'utilité du luminal dans l'épilepsie et on sait qu'il vaut mieux que le chloral, car il n'agit pas défavorablement sur le cœur.

Dreyfus et Unger, en voulant instituter un traitement énergique du tétanos par les narcotiques, ont adopté le luminal comme étant le narcotique le plus commode. Ils ont donné 1 à 2 cm^3 d'une solution aqueuse à 20 p. 100 de luminal. C'est-à-dire 2 à 4 centigrammes de luminal et ils l'ont associé à la morphine et au sulfate de magnésie.

Sulfate de magnésie. — Kreuter ne recommande pas beaucoup l'emploi du sulfate de magnésie. Pour lui le traitement qui a été employé et préconisé par Meltzer et Auer aurait donné parfois des résultats favorables mais, d'après sa propre expérience, il ne saurait le conseiller. Kreuter a obtenu quelquefois de bons effets presque instantanés, par contre il s'est trouvé plusieurs fois en présence de troubles graves de la respiration; les troubles furent même si graves que, pendant des heures, il fut obligé d'avoir recours à la respiration artificielle. Pour combattre ces accidents, on a comme ressource la trachéotomie, les insufflations d'oxygène (méthode de Kocher) ou le lavage du sac lombaire (méthode de Arnd). L'emploi du sulfate de magnésie, en somme, a encore obtenu si peu de résultats définitifs qu'on ne peut le conseiller d'une façon générale.

Il faut, d'ailleurs, savoir que le sulfate de magnésie n'a aucune action curative sur l'infection tétanique. Il peut seulement amener une interruption dans les crampes, action que l'on peut obtenir par des moyens simples et moins radicaux. Dans presque toutes les recherches sur les animaux, on a vu les animaux en expérience mourir soit par suite des contractions et des crampes, soit du fait de l'empoisonnement par la magnésie.

De son côté, le professeur Muller n'a pas encore vu la magnésie donner des résultats certains. Pour obtenir ce résultat, Sachs, à la suite de récentes recherches de Meltzer, recommande d'associer l'éther au sulfate de magnésie. Cette association de l'éther et de la magnésie permet d'atteindre le même but, mais avec des doses de magnésie considérablement plus petites; un quart de la dose active suffit alors (Meltzer).

Martin, à Cologne, a soigné 8 cas de tétanos dont 1 seul fut léger. Il a eu 3 cas de mort et 5 de guérison. Son traitement consiste en injection intramusculaire trois fois par jour de 20 cm^3 de solution de sulfate de magnésie à 15 p. 100. En même temps, il fait administrer des lavements de choral et des injections de morphine.

Madelung n'a eu connaissance que de trois cas de tétanos soignés par le sulfate de magnésie. Dans l'un de ces cas, on avait injecté 75 grammes, et dans l'autre 90 grammes d'une solution à 15 p. 100.

Syring, de Neu-Ruppin, a communiqué une observation d'un cas de tétanos soigné uniquement par le sulfate de magnésie (quatre injections par jour, vingt-cinq en huit jours). Chaque injection fut de 10 cm^3 d'une solution à 10 p. 100. Le cas se termina par la guérison.

Dreyfus et Unger avaient conseillé le sulfate de magnésie, à grandes doses en injections intralombaires et aussi au début en injections intramusculaires. Mais ils ne recommandent plus ces grandes doses de 20 grammes et plus de sulfate de magnésie, leur emploi étant dangereux pour le cœur et la respiration. L'on peut obtenir une amélioration générale et un intervalle plus grand entre les crampes, en n'employant que 5 grammes de sulfate de magnésie en solution à 25 p. 100, injectés une, deux et au plus trois fois par jour. Dans un cas, le tétanique avait eu en un quart d'heure soixante-neuf attaques. Après une injection intramusculaire de magnésie de 5 grammes, dans le même laps de temps, il n'eut plus que seize attaques.

Dreyfus et Unger ajoutent que si l'injection de

5 grammes de sulfate de magnésie ne produit pas un résultat satisfaisant, on doit se servir en plus des sels de morphine, de skopolamine et aussi du luminal (0,0005). En présence du danger extrême que peut présenter l'injection intralombaire de sulfate de magnésie à la dose de 8 à 10 centimètres cubes d'une solution à 15 p. 100, on emploie la narcose par inhalation. Ce procédé est utile pour calmer la contracture de la région lombaire, contracture qui empêche l'injection intralombaire. Pour ménager les organes de la respiration, menacés par le tétanos lui-même, Dreyfus et Unger, emploient un mélange de chloroforme et d'éther et l'appareil Roth-Draeger.

Usener, de Gottingue, pour l'emploi du sulfate de magnésie, distingue d'abord les cas très graves à incubation courte. Dans ces cas, la méthode de Kocher (injection intrarachidienne) est très active, mais malheureusement très dangereuse (*sehr wirksam aber leider sehr gefahrliche*). Elle peut sauver quelques-uns de ces tétaniques. Puis, les cas graves, cas dans lesquels la violence avec laquelle se généralise le tétanos, l'envahissement des muscles des fonctions organiques vitales (respiration, déglutition) et la présence de crampes graves et fréquentes menacent l'existence du blessé en l'empêchant de s'alimenter, de tousser et en produisant une dyspnée intense. Dans ces cas encore, l'emploi du sulfate de magnésie constitue une réelle amélioration de la thérapeutique du tétanos (*diese Methode eine wesentliche Bereicherung der Tetanusthe-*

rapie bedeutet). Son action est supérieure à l'action des narcotiques connus et elle est sans danger (*bei volliger Ungefahrlichkeit*). Usener, pour se servir du sulfate de magnésie, emploie des doses qui s'élèvent à o gr. 15, 0,18, 0,20 par kilogramme de poids du corps. Dans les cas légers, il conseille une injection isolée, comme Mielke l'a recommandé. Dans les cas graves, pour obtenir le maximum d'action du sulfate de magnésie, Usener prescrit d'accumuler trois ou quatre doses de sulfate de magnésie à deux heures d'intervalle chacune. Pour maintenir l'effet ainsi obtenu, il suffit ensuite de donner encore quelques nouvelles injections à trois heures d'intervalle. Ce traitement peut être continué plusieurs jours. Dès qu'un symptôme grave de tétanos se montre, il faut aussitôt commencer le traitement afin de pouvoir, par des doses données en temps voulu, obtenir l'*optimum* en cas de nécessité. On peut aussi compléter et augmenter utilement la thérapeutique magnésienne en administrant des narcotiques soit pour faire passer une meilleure nuit, soit pour des raisons psychiques.

Von Parker et Mielke ont trouvé que cette dose de 0,17 à 0,2 par kilogramme du poids du corps n'avait qu'une action fugitive sans résultat, dans le *stadium* grave. Mais en répétant ces mêmes doses à un intervalle de deux heures (au maximum, deux heures et demie), on peut exercer une action énergique sur l'intensité et la marche du tétanos généralisé. On peut ainsi diminuer le nombre et la gravité des accès. Cet effet s'obtient après quatre à cinq doses données chacune à deux heures d'intervalle, puis en espaçant les mêmes injections, et en ne les faisant que toutes les trois ou quatre heures, il peut se maintenir pendant toute une nuit au même niveau.

Von Parker et Mielke ont pu, par cette méthode, dans des conditions mettant la vie en danger, rendre possible la déglutition et la respiration, écarter le danger de mort qui résultait des attaques, faciliter l'alimentation et diminuer le nombre des attaques. Dans un cas, le nombre des attaques, en un même laps de temps, de 33 (dont 9 graves, et 24 légères), est tombé ainsi à 14 (dont 1 grave et 13 légères).

Cette méthode permet au tétanique de soulever la tête, d'ouvrir la bouche, et de voir disparaître sa dyspnée.

Pour l'injection sous-cutanée, von Parker et Mielke se servent d'une solution de 20 à 25 p. 100. Cette solution est la meilleure et la moins dangereuse. Comme dose simple, on peut donner 15 à 16 centigrammes par kilogramme du poids du corps. Comme degré de concentration de la solution, après des recherches effectuées avec des solutions de 25 à 40 p. 100, on a trouvé que la solution à 50 p. 100 était la meilleure pour le traitement par le sulfate de magnésie. Cette injection est peu douloureuse, elle se résorbe vite. Comme pour le salvarsan de Wechselmann, il ne faut pas faire l'injection dans des tissus graisseux, susaponévrotiques, ces tissus n'absorbant pas et se sphacélant. Sur quarante points d'injections faits au ventre et à la poitrine, aucun de ces points ne fut atteint de processus nécrotique. On peut prouver avec la certitude de l'expérience que trois ou quatre doses injectées à deux heures d'intervalle produisent une action complète. Cette action diminue après quatre ou cinq injections.

En résumé, von Parker et Mielke ont affirmé que le sulfate de magnésie en injection sous-cutanée était un remède énergique, diminuant l'hyperirritabilité tétanique, la violence et la fréquence des crampes. Le sulfate de magnésie est donc surtout appelé à lutter contre les spasmes de la déglutition et de la respiration, spasmes qui mettent la vie en danger. Il écarte le danger de l'affaiblissement et de l'asphyxie, il diminue le nombre et l'intensité des crampes. Mais on ne doit l'employer en injection intralombaire, dont la durée est également limitée, que s'il y a nécessité clinique. Comme technique, se servir pour les enfants de solution de 20 à 25 p. 100, et pour les adultes de solution de 40 à 50 p. 100. Il faut faire les injections susaponévrotiques et commencer par injecter à l'endroit un peu d'eau salée, puis faire en cet endroit l'injection et, enfin, terminer par une nouvelle injection de solution salée.

Le traitement avec les sels de magnésie a été introduit dans la pratique, par Meltzer et Auer. A la suite de recherches sur les animaux, Kocher a fait connaître, en Allemagne, cette méthode qui avait été expérimentée en Amérique. Kocher conseilla l'emploi d'une solution à 10 ou 15 p. 100. Il injecta 5 centimètres cubes de cette solution, par la voie intrarachidienne, intraveineuse ou intramusculaire. Les injections intralombaires et intraveineuses sont plus dangereuses que les injections intramusculaires ou sous-cutanées. D'après Voelcker, en cas d'apparition de troubles de la respiration, on peut employer soit la physostigmine, soit le chlorure de calcium comme antidote. Les sels de magnésie produisent un sommeil profond avec anesthésie totale, relâchement complet des muscles et abolition des réflexes. Voelcker a constaté qu'il ne faut pas donner plus de 0 gr. 2 par kilogramme du poids du corps, sous peine de voir apparaître une paralysie des centres respiratoires. Les résultats que l'on a communiqués sont encourageants, bien que le dosage et le mode d'application de ce remède ne soient pas encore assez connus. Kocher, par ce traitement, a eu six guérisons sur sept cas de tétanos. Arnd, Powers, Miller, Fox, Johnson, Paterson et autres chirurgiens ont rapporté des cas de guérison. Smithson, sur deux cas de tétanos ainsi traités, a eu un cas de mort par paralysie de la respiration.

Pour Eunicke, le traitement par le sulfate de magnésie est un véritable traitement symptomatique (*ein rein symptomatische Behandlung*). Lorsqu'il s'agit de diminuer le plus possible le nombre et la violence des crampes, on peut employer la morphine, le chloral et la skopolamine, mais surtout le sulfate de magnésie. Bongianini a conseillé de ne pas cesser la serothérapie tout en employant le sulfate de magnésie. Ce sel de magnésie, d'après Meltzer et Auer, interrompt la conductibilité des nerfs.

Comme résultats de ce traitement, Eunicke a trouvé, à la suite de recherches bibliographiques, que vingt-sept cas de tétanos n'avaient donné que neuf décès. Comment faut-il employer le sulfate de magnésie et à quelle dose? Kocker a affirmé que la méthode intralombaire, donnait de meilleurs résultats que la méthode sous-cutanée et que la méthode intraveineuse était dangereuse. D'après Meltzer, on doit employer une solution à 25 p. 100. D'après Kocher, une solution à 15 et même 10 p. 100, suffit. Arnd, emploie aussi une injection sous-cutanée à 10 p. 100.

Franke injecte 2 centimètres cubes de la solution à 25 p. 100 par la voie intralombaire sans accidents. Griffon et Léan, se servent de la même solution (1 centimètre cube par 25 livres de poids). Ramon et Dury injectent 5 centimètres cubes de ladite solution. Arnd, emploie 3 centimètres cubes d'une solution à 3 p. 100, et Kocher enfin injecte dans le canal rachidien, jusqu'à 10 centimètres cubes d'une solution à 10 p. 100.

Eunicke a soigné neuf cas de tétanos par des injections intralombaires de sulfate de magnésie. Il a donné 8 cm^3 par injection. Il a obtenu deux bons résultats et deux résultats excellents. Dans les cinq autres cas, le traitement n'a donné aucun résultat.

Angerer, à Ingoldstadt, a soigné vingt-quatre cas de

tétanos par le sulfate de magnésie sans obtenir une guérison.

Falk a traité également ses tétaniques par le sulfate de magnésie en injections sous-cutanées. Il a employé une solution à 30 p. 100 dont il a injecté chaque fois environ 9 grammes, au total 24 grammes par jour. Dans un cas, il fit une injection de 12 grammes ; dans un autre cas, en six jours il injecta 20 grammes ; ces doses furent bien supportées. Pour supprimer la douleur des injections de magnésie, il faisait, au préalable, une injection de 2 à 3 cm^3 d'une solution de novocaïne à 1 p. 100. Dans les cas graves, une heure après l'injection, on pouvait alimenter le malade. Falk conseille enfin d'employer pendant le traitement des doses modérées de morphine et de chloral.

Dreyfus a prétendu que l'emploi du sulfate de magnésie par la voie intralombaire était dangereux et qu'il ne fallait recourir au sulfate de magnésie que si les contractures ou la paralysie des muscles de la respiration mettait la vie du malade en danger. D'un autre côté, l'injection sous-cutanée de grandes doses de sulfate de magnésie, 18 à 25 grammes par jour, peut entraîner de graves accidents cardiaques.

Pour Heile, les injections intramusculaires de sulfate de magnésie ne paraissent pas donner de grands résultats. Il en est de même pour l'action topique de ce sel sur la moelle épinière. L'injection intramusculaire de grandes doses de sulfate de magnésie (si possible 20 grammes par jour et même plus), amène souvent des complications du côté du cœur ou des organes respiratoires. Unger, de Berlin, dit que la paralysie de la respiration par le sulfate de magnésie peut s'éviter si l'on emploie les insufflations d'oxygène conseillées par Meltzer.

Cloetta, de Zurich, ne recommande pas encore l'emploi du sulfate de magnésie pour déterminer une narcose chez les tétaniques. Le défaut de sûreté de l'emploi de ce sel, son action analogue à celle du curare et la faible immunité de la moelle allongée offrent le danger de la paralysie périphérique ou centrale de la respiration avec ses suites incalculables. On peut donc tout au plus l'employer pour déterminer une hypnose, c'est-à-dire pour réprimer l'état d'excitation nerveuse.

Schneider n'a pas non plus employé le sulfate de magnésie comme narcotique, par suite de la difficulté que présente le maniement de ce remède et par suite du danger de la paralysie de la respiration.

Hofmeier, à la séance du 2 décembre 1914 de la Société de médecine de Marbourg, a reconnu qu'il avait employé le sulfate de magnésie dans quatorze cas, associé ou non aux injections de sérum. Ses résultats n'ont pas été satisfaisants.

Mathes a ajouté que le sulfate de magnésie agissait au point de vue symptomatique d'une manière favorable mais qu'après cette première injection, il ne faisait plus rien.

Hans Kohler, dans un cas de tétanos datant de trois jours, voyant le sérum échouer, a employé avec succès les injections intraveineuses de sulfate de magnésie.

Wienert a injecté 10 centimètres cubes de solution de sulfate de magnésie à 40 p. 100. C'est-à-dire 4 grammes de ce sel en injection sous-cutanée. Ce traitement lui a donné 50 p. 100 de guérisons.

Karl Seitz, par suite de manque de sérum, a employé le chloral à doses répétées avec un minimum de 10 grammes par jour et en même temps le sulfate de magnésie. Souvent il a donné *pro die* 10 à 15 cm³ d'une solution à 20 ou 30 p. 100 de sulfate de magnésie. Ce traitement, qui a été continué jusqu'à la disparition des crises, c'est-à-dire pendant douze à quatorze jours, lui a donné de bons résultats.

Hinterstoisser a préconisé l'emploi des calmants et des narcotiques associés au sulfate de magnésie.

Meltzer a trouvé que la présence de la magnésie entre les neurones, interrompt la conductibilité dans la chaîne des neurones, non seulement dans la direction efférente mais aussi dans la direction contraire. Cela a une grande importance pour la liaison des neurones avec la *cortex cerebri*, c'est de là que résulte la narcose et le relâchement des muscles après une injection intralombaire d'une solution de sel de magnésie. Les injections intralombaires d'une solution magnésienne constituent peut-être non seulement une thérapeutique symptomatique, mais encore, dans un certain sens, une thérapeutique causale. La magnésie pénètre dans les intervalles de la chaîne des neurones et elle bloque ainsi le chemin. Meltzer arrête, par ce moyen, le transport d'une plus grande quantité de toxines. L'injection sous-cutanée du sel de magnésie agit plus lentement, mais elle n'en agit pas moins chez les adultes avec des doses relativement faibles. Ces doses, qui au début paraissent inefficaces, ont finalement pourtant une action *entravante*. Elles peuvent certainement, par l'accumulation de leurs effets, déterminer la guérison.

Hugo Pribram, de Prague, a observé vingt-huit cas de tétanos pendant les cinq premiers mois de la guerre. Il n'a pas confiance dans la valeur curative du sérum antitétanique et il ne conseille que le sulfate de magnésie en injection sous-cutanée comme médicament symptomatique contre les crampes tétaniques.

C'est également cette thérapeutique symptomatique que conseille Beer, de Vienne.

Hochhaus a employé le sulfate de magnésie suivant les indications résultant des expériences de Meltzer. Auer avait prouvé que le sulfate de magnésie en injection intraveineuse et surtout en injection intralombaire déterminait chez les tétaniques un calme complet avec paralysie motrice et sensitive, d'abord des extrémités inférieures puis des extrémités supérieures. Chez l'homme, ce résultat pouvait être obtenu par une injection intralombaire de 3 à 5 cm³ d'une solution de 10 à 25 p. 100. Cet effet se manifestait très vite, quatorze à vingt minutes après l'injection et durait de douze à vingt-quatre heures. Kocher puis Weintraud et Stadler introduisirent ce procédé américain en Allemagne. Kocher, en se servant d'injection intralombaire parvint ainsi à guérir quatre malades sur cinq. Il a constaté qu'il pouvait survenir un arrêt subit de la respiration par paralysie des muscles de la respiration. Il fut, dans ce cas, obligé d'avoir recours à la trachéotomie et à la respiration artificielle. D'autres auteurs, pour combattre ce danger, ont conseillé l'injection intraveineuse de chlorure de calcium, ou bien le lavage du sac lombaire avec une solution de sel de cuisine (Weintraud). Mais il n'en résulte pas moins que cette action secondaire est très dangereuse. La lutte contre cette paralysie respiratoire exige un temps si long que l'injection intralombaire de sulfate de magnésie a été, en pratique générale, presque entièrement abandonnée.

Hochhaus a soigné trois tétaniques avec le sulfate de magnésie en injections intralombaires à la dose de 6 cm^3 d'une solution à 25 p. 100. Dans ces trois cas, il a constaté plusieurs fois l'action efficace du sulfate de magnésie sur les contractures, mais il a observé aussi en même temps de courts arrêts de la respiration. Ce traitement n'a pas empêché pourtant les trois malades de mourir rapidement. Il a, plus tard, employé le sulfate de magnésie en injection sous-cutanée. Ce traitement, comme l'avaient prouvé les expériences de Meltzer et Auer, produit une « accalmie » complète du système nerveux (nerfs moteurs et sensitifs). Falk a essayé aussi ce traitement dans deux cas.

Hochhaus a ensuite soigné dix-sept cas graves de tétanos qu'il a traités en partie par le sérum de Behring, en partie par le sulfate de magnésie. Mais au moment où il a soigné ces tétaniques, il n'existait pas encore de données certaines sur les doses de sulfate de magnésie à employer. Il commença par injecter trois fois 10 à 15 cm^3 d'une solution à 25 p. 100. Puis il injecta, en vingt-quatre heures, 100 cm^3 de la même solution. Enfin, pour diminuer le volume du liquide injecté, il se servit d'une solution plus forte à 40 p. 100 dont il injecta, en vingt-quatre heures, 60 à 80 cm^3 et même dans les cas tout à fait graves 100 cm^3. L'injection sous-cutanée est réellement douloureuse et il fut obligé souvent de faire, avant cette injection de sulfate de magnésie, une première injection de morphine de 2 centigrammes. L'effet du sulfate de magnésie se manifestait dans le cours d'une demi-heure et durait ensuite de cinq à six heures. Dans certaines circonstances, cet effet durait même plus longtemps. Après l'injection, le malade tombait dans un sommeil léger, les contractures et les crampes musculaires diminuaient beaucoup. Dans les cas moyens et légers, ces symptômes disparurent même complètement. Le résultat fut : 12 morts et 5 guérisons.

Le sulfate de magnésie injecté sous la peau à la dose ci-dessus indiquée a donc une action sédative s'établissant lentement et continuant longtemps. Cette action est très manifeste dans les cas moyens et dans les cas légers, mais elle l'est beaucoup moins dans les cas très aigus. Un inconvénient de cette injection sous-cutanée est, comme nous l'avons déjà dit, la grande douleur qu'elle occasionne. Cette douleur persiste longtemps après l'injection, elle est un peu adoucie par des applications de vessie contenant de la glace. Souvent il se fait même, au lieu de l'injection, un abcès qui incisé guérit vite. Cet abcès, comme Hochhaus l'a observé dans beaucoup d'autopsies, résulte de ce que, au lieu de l'injection, il se fait une hémorragie qui envahit le tissu cellulaire et les muscles du voisinage. Cette action sédative du sulfate de magnésie était bien plus manifeste quand elle était précédée d'une injection de morphine, l'action calmante de la morphine étant alors renforcée et prolongée par l'injection de sulfate de magnésie.

Hochhaus n'a pas observé de résultats aussi favorables que ceux obtenus par Kocher et Stadler dans les cas d'injections intralombaires, ni que ceux obtenus par d'autres médecins dans les cas d'injections sous-cutanées. Il recommande cependant l'emploi du sulfate de magnésie associé à la morphine. Dans trois cas seulement, le malade s'est plaint d'une insensibilité et d'une faiblesse dans les extrémités inférieures et de troubles vésicaux, mais ces phénomènes disparaissaient rapidement dès que l'on cessait un jour le traitement. Il n'a pas vu de paralysie des muscles de la respiration.

Tous ces traitements par le sulfate de magnésie manquaient un peu de base scientifique. Le dosage était laissé à l'arbitraire, d'où des accidents et des controverses chez les médecins ; les expériences de Straub ont remédié à cet état un peu anarchique.

Straub reconnaît que par suite de la grande importance que le tétanos a acquise dans cette guerre, il est nécessaire, outre l'action thérapeutique *äliotropen* de l'antitoxine, d'étudier l'arsenal des médicaments symptomatiques que l'on peut employer pour la cure du tétanos. Parmi ces médicaments, le plus connu et le plus usité est sans contredit le sulfate de magnésie, bien que jusqu'a présent son emploi ne reposât que sur l'empirisme. Avec le docteur Mark Walder, Straub s'est occupé de faire des recherches expérimentales sur l'emploi thérapeutique de ce médicament contre le tétanos. Ces recherches ont donné des résultats pratiques.

De la nature de la paralysie que la magnésie produit chez les animaux à sang chaud. — Des recherches pharmacologiques ont déja fait connaître une partie du problème qu'engendre le sulfate de magnésie. L'on sait que ce sel peut paralyser le muscle cardiaque, les muscles du squelette, les terminaisons nerveuses, les troncs nerveux et peut-être aussi les cellules ganglionnaires. Mais il reste à savoir quelle est la partie qui est paralysée, lorsque l'on fait à un animal des injections sous-cutanées à doses suffisantes pour déterminer ce que l'on appelle à tort la *narcose magnésienne*. Les recherches de Straub ont prouvé que la magnésie provoque une paralysie des terminaisons des nerfs moteurs des muscles du squelette. Il n'y a par suite aucune narcose. La magnésie agit comme le curare. Comme le curare et son alcaloïde, la curarine, elle jouit de la propriété de paralyser en dernier lieu les muscles de la respiration et les intercostaux. Le problème consiste donc à rechercher la dose qui peut paralyser seulement les nerfs des muscles sans mettre en danger la vie par suite d'asphyxie.

Chez les lapins et les chats, au fur et à mesure que l'on augmente la dose de magnésie injectée, l'excitabilité du nerf sciatique diminue et peut même disparaître complètement. Les muscles gastro-cnémiens ne se contractent plus, même avec de très fortes excitations du nerf sciatique. Cependant le muscle lui-même reste normal, car si on l'excite directement, il se contracte avec la même énergie que chez les animaux qui n'ont pas reçu d'injection de magnésie.

Ce « blocage » des extrémités nerveuses motrices dans la paralysie magnésienne des animaux à sang chaud était inconnu jusqu'alors. L'on comprend que l'on puisse confondre cette paralysie avec une narcose si l'on n'analyse pas les phénomènes. L'animal ne réagit plus à l'excitation que l'on tente parce qu'aucune impulsion n'arrive aux organes moteurs et non parce qu'aucune impulsion ne se crée.

Mansfeld a démontré que le système nerveux central des animaux soumis à des doses croissantes de magnésie ne contenait pas plus de magnésium que normalement.

Si même les recherches de Straub ne prouvent pas que le système nerveux central ne puisse être attaqué d'une façon absolue, du moins il est certain que la paralysie magnésienne, en ce qui intéresse la thérapeutique, n'est qu'une véritable paralysie périphérique, une sorte de curarisation.

La thérapeutique du tétanos par les injections sous-cutanées de magnésie possède d'après Meltzer, dans le chlorure de calcium, un antidote certain, capable de sauver la vie. Les expériences de Straub ont prouvé que les injections intraveineuses de chlorure de calcium faisaient, chez les animaux paralysés par la magnésie, revenir très vite la contractilité des muscles gastro-cnémiens par irritation du nerf sciatique. L'enregistrement de la respiration nous a appris que l'action du calcium sur les muscles de la respiration était encore plus intense. Il restait donc à trouver la dose de calcium qui tout en laissant entièrement normale l'étendue de la respiration, n'agirait pas sur l'effet paralytique des muscles gastro-cnémiens.

L'action curative du calcium agit sur les muscles de la respiration avant d'agir sur les autres muscles. L'accélération de la respiration produite par le calcium en est la preuve.

Il est d'une très grande importance pratique de pouvoir par la magnésie *bloquer* suffisamment les plaques terminales motrices des nerfs, afin de supprimer l'excitation tétanique des muscles dont souffre le malade d'une façon intermittente.

Dans des expériences sur des rats intoxiqués par des toxines tétaniques, Straub a enregistré l'état des gastrocnémiens dans les divers stades de l'intoxication. Des injections sous-cutanées de sulfate de magnésie faisaient disparaître entièrement les crampes. Ces crampes, au bout d'environ une demi-heure, revenaient d'elles-mêmes avec une activité successivement croissante. Une injection sous-cutanée de calcium accélérait ce retour de l'état tétanique.

On peut donc traiter avec succès les crampes médullaires des tétaniques par le sulfate de magnésie, mais on peut facilement avec les injections sous-cutanées dépasser le résultat désiré; une trop forte dose paralyse aussi les terminaisons nerveuses des muscles de la respiration. Dans les expériences, il faut alors avoir recours à la respiration artificielle,

On reconnaît que le *blocage* magnésien n'a pas encore entièrement disparu, quand persiste encore assez longtemps une diminution de la force des contractions produites par une excitation nerveuse isolée. La magnésie entraîne donc toujours une atténuation des symptômes qui dure plus longtemps. A cette occasion, il faut se rappeler que les muscles curarisés par un blocage seulement partiel se fatiguent facilement. A ce point de vue, l'emploi de la magnésie n'a pas encore été examiné et il pourrait en résulter des conséquences thérapeutiques.

Action de la magnésie sur la circulation. — On sait

depuis longtemps que les sels de magnésie sont des poisons cardiaques. Il faut donc étudier la circulation pendant cet état défini de paralysie magnésienne.

Dans des expériences sur des lapins ou des chats on enregistre la pression sanguine et la respiration pendant que l'on injecte à ces animaux une solution de sulfate de magnésie d'une façon continue et avec une vitesse calculée. L'enregistrement de la respiration sert à juger l'état de curarisation. On pousse l'injection de magnésie jusqu'à ce que la respiration s'affaiblisse tout en restant encore suffisante. Il résulte de cette observation que la magnésie diminue la pression sanguine, sans ralentir la fréquence des battements du cœur.

Ce fait se constate très bien quand le *blocage* des terminaisons nerveuses motrices est loin d'avoir atteint son maximum. D'un autre coté, la pression sanguine reste encore normalement basse quand l'effet thérapeutique est entièrement atteint. En faisant la respiration artificielle, on voit que la mort par le cœur n'arrive que tardivement, après la paralysie complète des muscles de la respiration. Il est nécessaire de savoir que les troubles de la circulation produits par la magnésie ne peuvent être, en aucune façon, améliorés par le calcium. L'antagonisme de ces deux alcalis terrestres n'existe pas au sujet du cœur. Si l'on tue presque un animal par une trop grande dose de magnésie, la respiration disparaît, les mouvements du cœur deviennent moins fréquents, mais une injection intraveineuse de calcium rétablit la respiration avec la rapidité d'une réaction ïonique. Le cœur, lui, ne se rétablit qu'à mesure que s'améliore l'oxygénation du corps.

Il est donc certain qu'à toute action thérapeutique de la magnésie correspond un affaiblissement de la circulation. Par suite, il faut, quand on emploie le traitement magnésien, faire d'autant plus attention à l'état de la respiration que le calcium, comme antidote, n'agit que sur la respiration et nullement sur l'affaiblissement lui-même de la circulation. Dans le traitement magnésien, on ne peut éviter l'affaiblissement de la respiration ni en même temps la diminution de l'oxygénation du corps. La différence de sensibilité entre les muscles de la respiration et les muscles du squelette, n'est qu'une différence quantitative, mais il ne faut pas oublier que pendant le traitement magnésien il n'y a qu'une *vita minima* ; l'activité musculaire ayant besoin d'oxygène a presque disparu, un minimum d'oxygénation peut par suite suffire.

Mécanisme et dosage. — D'après tous les travaux déjà publiés, on connaissait l'inconstance de l'action thérapeutique de la magnésie injectée sous la peau. On savait aussi que pour obtenir avec ce remède une action thérapeutique maxima, il fallait concentrer la magnésie à un haut degré dans le voisinage des terminaisons nerveuses motrices. De ces notions il résultait en thérapeutique toute une série de difficultés que l'expérience a éclaircie et solutionnée.

1° A un lapin de 2 kilos, on injecte 10 centimètres cubes d'une solution de sulfate de magnésie à 25 p. 100, en un seul point sous la peau. On obtient ainsi une action thérapeutique maxima d'une durée de vingt minutes. Au bout d'une heure cette action a complètement disparu. Une dose supérieure à 10 centimètres cubes aurait tué l'animal.

2° La même dose de 10 centimètres cubes en quatre doses de 2,5 ; chacune de ces quatre doses à quinze minutes d'intervalle. — Aucune action.

3° La même dose (10 cm^3) divisée en quatre doses égales injectées en même temps à quatre endroits différents du corps fait tomber l'animal en quelques minutes dans un état très profond de paralysie magnésienne.

Ces expériences permettent de connaître le mécanisme de l'action thérapeutique de la magnésie. Le sel magnésien injecté sous la peau sera vite absorbé et non moins vite éliminé. L'action de la magnésie est proportionnelle au degré de concentration avec lequel ce sel circule dans le sang et avec lequel il agit sur les terminaisons nerveuses motrices. Ces terminaisons nerveuses ont une affinité spécifique pour la magnésie. Quand l'action de la magnésie a disparu, ces mêmes terminaisons nerveuses présentent la même affinité pour la curarine avec laquelle on a voulu jadis traiter le tétanos. Si l'on mesure la rapidité de l'élimination de la magnésie par les urines, on reconnaît la justesse de cette supposition.

Les expériences ont, en outre, prouvé que la rapidité d'absorption de la magnésie injectée sous la peau était très inconstante, surtout quand on est obligé d'employer des solutions très concentrées. Il en résulte, qu'un animal à qui on a fait une injection de magnésie, peut ne pas présenter les symptômes attendus. Si on lui fait alors une nouvelle injection de magnésie, même à une dose inopérante, il éprouve rapidement les symptômes de l'empoisonnement par la magnésie. Si donc une tentative de traitement chez un tétanique ne réussit pas, cela indique seulement qu'il y a eu une vitesse d'absorption *non optima*, puisque la dose (40 cm^3 d'une solution à 25 p. 100) était suffisante et que la magnésie a été éliminée par l'urine plus tard que normalement.

Il résulte de ces recherches de thérapeutique expérimentale, que l'injection sous-cutanée, en une seule fois, de grandes doses de sulfate de magnésie pour le traitement du tétanos, constitue un procédé assez insuffisant et de peu de valeur. Ce procédé est bon surtout dans les cas graves de tétanos traumatique qui durent peu. Dans les cas plus légers ayant tendance à devenir chroniques, il ne constitue tout au plus qu'une indication de traitement symptomatique. Cependant, dans ces cas là encore, on a eu parfois à s'en louer par suite du point d'entrée périphérique très nettement délimité de ce médicament.

On peut se servir aussi de tous les autres médicaments symptomatiques et surtout des narcotiques du système nerveux central. Ces médicaments en agissant sur la moelle épinière, agissent sur le point de départ de toutes les contractions. Cependant, étant donné l'action nuisible de la magnésie sur la circulation, on devra s'abstenir du traditionnel chloral qui lui aussi diminue la pression sanguine ; on évitera aussi les injections sous-cutanées de luminal natrium et l'on emploiera de préférence les médicaments du type véronal, qui ont une action plus longue et qui n'agissent pas sur la circulation.

Injections intraveineuses de sulfate de magnésie. — Les expériences ayant appris à connaître les inconvénients des injections sous-cutanées de sulfate de magnésie, il faut, cela va sans dire, pour obtenir une action réelle d'intensité et de durée utile, avoir recours aux injections intraveineuses.

Il est possible, avec une solution à 3 p. 100 de sulfate de magnésie dans du sérum artificiel, d'obtenir une action de la magnésie sur les terminaisons nerveuses motrices pendant plusieurs heures, action proportionnelle à la rapidité de l'injection. On peut par ce moyen obtenir une situation, un état idéal dans lequel la magnésie injectée dans la veine avec une certaine rapidité s'élimine par le rein avec la même vitesse. On peut ainsi atteindre et entretenir tous les degrés désirés du *blocage* de la périphérie nerveuse, rien que par les différents degrés de rapidité de l'injection. On peut également obtenir ainsi ce degré spécial thérapeutique dans lequel tous les nerfs périphériques sont *bloqués*, tout en laissant une respiration suffisante et sans produire un abaissement notable de la pression sanguine. L'on peut, par exemple, arrêter tout d'un coup l'action de la magnésie injectée dans une veine et revenir ainsi en quelques minutes à l'état qui précédait cette injection. L'on sait, par les expériences sur les animaux, que l'on peut annuler brutalement l'action de la magnésie en injectant dans la veine 2 centimètres cubes de solution à 5 p. 100 de chlorure de calcium. Cette réaction du calcium est de courte durée; elle consiste seulement en un déplacement réciproque. Si l'on continue de nouveau à injecter de la magnésie, l'on obtient de nouveau facilement le blocage des nerfs périphériques que l'on désire obtenir. L'expérience a démontré que la même solution à 3 p. 100 de sulfate de magnésie agissait aussi bien sur les petits lapins que sur les gros chats, et il est probable que ce même degré de solution pourra servir pour l'homme.

L'emploi des injections intraveineuses de magnésie chez l'homme ne présente pas de grandes difficultés techniques. On pourra aussi ici se servir des appareils connus de Burchardt pour la narcose. Seulement il faut veiller attentivement à l'examen et au degré de vitesse de l'injection. Pour ses expériences sur les animaux, Straub s'est servi d'une aiguille capillaire adaptée au tuyau avec lequel on fait l'injection. Il a employé la solution suivante :

Sulfate de magnésie cristallisé.	30
Sel de cuisine.	6
Eau.	1000

Il ne faut pas employer le sulfate de magnésie sec des marchands (*magnesium sulfuricum siccum*), à cause de l'incertitude sur son contenu exact d'eau. Le sulfate de magnésie cristallise avec environ 7 p. 100 d'eau. La solution de Straub renferme, par suite, environ 1,5 p. 100 de sulfate de magnésie.

En même temps que son action paralysante, cette solution a une action diurétique très marquée. Pendant l'injection, il faut seulement surveiller la respiration. La respiration devient-elle trop faible et le patient se cyanose-t-il, arrêtez l'injection jusqu'à ce que cet état se soit amélioré. En cas de danger, faites lentement une injection d'une solution à 5 p. 100 de chlorure de calcium par la même aiguille qui a pénétré dans la veine. Cette injection n'empêchera pas une nouvelle action de la magnésie.

Straub, à ce moment, n'avait pas encore essayé son procédé sur l'homme; mais il avait ainsi établi les bases de cette thérapeutique. Dans la guerre actuelle, le tétanos a une telle importance, son pronostic est si mauvais, que l'on ne peut hésiter à tenter ce mode de traitement.

Injection intralombaire. — Cette manière d'employer le sulfate de magnésie, recommandée par Kocher, se différencie de la méthode de Straub. Elle n'est basée sur aucune action spécifique. Mansfeld a prouvé que le système nerveux central pouvant librement absorber de la magnésie n'en absorbait aucune quantité. Les enveloppes de la moelle sont connues pour être imperméables à beaucoup de substances et entre autres au sulfate de magnésie ; leur imperméabilité s'exerce dans les deux sens. Chez l'homme, cette manière d'introduire le sulfate de magnésie est difficile et il faudrait une journée entière pour injecter une seule dose. Il faut admettre que cette injection détermine une paralysie des troncs nerveux intrarachidiens. Cette manière d'employer le sulfate de magnésie produit évidemment une action plus durable, mais elle a l'inconvénient de ne pas faire connaître le dosage de l'injection. Pendant cette injection, il est, de plus, difficile d'examiner et de surveiller la respiration. L'on n'est pas certain non plus dans l'injection intralombaire de l'action du calcium comme antidote. Cette action, d'après les recherches, semblerait peu vraisemblable.

Conclusions. — 1° L'injection sous-cutanée ou même intramusculaire d'une solution forcément très saturée de sulfate de magnésie est le plus mauvais moyen d'incorporation de cette substance, car l'on est pas sûr ainsi d'obtenir une vitesse de résorption optima. Par suite de l'élimination facile du sulfate de magnésie, on ne peut dans les cas les meilleurs obtenir le *blocage* maximum de l'innervation motrice que pendant un temps très court ; cette injection ne pourra donc améliorer que les cas de tétanos légers devant guérir spontanément.

2° L'injection intraveineuse de sulfate de magnésie

permet, au contraire, d'exercer une action durable sur les terminaisons nerveuses motrices des muscles. Elle permet de maintenir cette action pendant bien des heures au degré que l'on désire. On peut l'employer avec utilité dans le tétanos, lorsque le blessé est en danger de mort par asphyxie résultant des crampes. Elle laisse le temps nécessaire au malade pour guérir par le traitement naturel du tétanos, c'est-à-dire par l'antitoxine. Il est en effet inutile de démontrer que la mort par troubles cardiaques chez les tétaniques ne résulte que du travail musculaire monstre que provoquent les crampes.

3° Le traitement par injection intralombaire tient le milieu entre les conclusions 1 et 2. Ces résultats ont une durée plus longue, plus proportionnée que ceux obtenus par l'injection sous-cutanée. Dans les cas de tétanos grave, l'injection intralombaire est très difficile; il n'est pas aisé de la répéter systématiquement. Si l'on a des accidents dus à une dose trop forte, leur traitement est incertain; l'utilité des stimulants des centres respiratoires (physostigmine) est problématique.

4° En général, tout traitement du tétanos par le sulfate de magnésie doit être associé à l'emploi des médicaments symptomatiques. On doit le combiner avec des soporifiques qui déterminent une légère narcose de la moelle épinière. On pourra ainsi mieux lutter contre l'origine centrale des crampes et *bloquer* l'innervation périphérique. On diminuera la douleur que produisent les contractions musculaires par la morphine ou par la morphine unie à la skopolamine. Enfin, on pourra employer simultanément à côté du sulfate de magnésie les soporifiques et la morphine, mais il ne faut pas perdre de vue que ces *combinaisons* ont une action beaucoup plus forte sur les centres respiratoires et que par suite elles doivent être employées avec prudence.

Straub, à la suite de ce travail, a été autorisé par le generaloberaerzte, docteur Brokler, à essayer de traiter par sa méthode des cas de tétanos humain. Le compte rendu de cette tentative a paru le 9 mars 1915.

Les recherches précédentes de Straub sur des animaux avaient eu comme résultat d'établir la possibilité de traiter le tétanos humain par l'injection intraveineuse d'une certaine durée et d'une solution convenablement concentrée de sulfate de magnésie. Le point essentiel de ces recherches avait été de reconnaître que seule la concentration dans l'organisme d'une quantité *optima* de magnésium pouvait produire un effet durable. Car l'élimination rapide du sulfate de magnésie par l'urine empêchait la paralysie qu'on cherchait à obtenir. La quantité absolue de magnésie injectée dans les veines n'a aucune importance; ce qui seul importe, c'est le degré de concentration que l'on peut obtenir dans le corps. (Voir à ce sujet le travail de Miki sur la même question à propos du curare. *Journal de physiol. et de pathol. générale*, 1906, *n*° 35.)

Straub a donc, en compagnie du docteur Hotz, essayé son traitement sur l'homme. Il a soigné quatre tétaniques par cette méthode et, en attendant un travail plus complet, il donna le résultat de ses observations.

I. — Le premier résultat obtenu en transportant dans la pratique médicale les notions dues aux recherches de laboratoire a été de constater que, chez l'homme comme chez les animaux, l'effet paralysant de la magnésie n'etait que la conséquence du degré de concentration de cette magnésie dans le corps.

— Tétanos local léger résultant d'une plaie ayant nécessité la laparotomie, injection dans une collatérale de la veine cubitale d'une solution de sulfate de magnésie à 2 1/2 p. 100 (plus 7 d'eau de cristallisation) avec 0,6 p. 100 de chlorure de sodium. Injection de 100 centimètres cubes de cette solution en douze minutes soit 500 centimètres cubes en une heure : pas le moindre effet. La même dose injectée en deux minutes donne au contraire une paralysie-type comme celle obtenue dans les expériences sur les animaux. Cette dose avait été injectée six fois plus vite que la première. Les jours suivants, on obtint toujours le même résultat.

Donc 500 centimètres cubes = 15 grammes en une heure, pas d'action. 100 centimètres cubes = 3 grammes en deux minutes, action énergique.

II. — La question suivante à résoudre était : cette action qui supprime les crampes peut-elle être obtenue chez l'homme, comme chez les animaux sans trouble de la respiration et de la circulation? On sait et il est prouvé que chez les animaux l'innervation des muscles respiratoires résiste beaucoup plus longtemps contre l'action paralysante de la magnésie que l'innervation des autres muscles du corps.

— Tétanos grave survenu huit jours après une fracture du bras par éclat d'obus, injection dans la veine cubitale, on y laisse la canule, solution de sulfate de magnésie à 2 1/2 p. 100. 25 centimètres cubes en deux minutes, tout symptôme tétanique disparaît. Le malade peut remuer, ouvrir la bouche, parler, boire etc., ce qui ne pouvait faire auparavant. Une heure après, les phénomènes tétaniques reparaissent. Une nouvelle injection les fait disparaître aussi vite. Cette disparition complète des crampes pouvait être obtenue au moyen de quatre injections par jour.

Cette expérience donne un résultat inattendu. Les muscles qui se trouvent atteints de crampes sont paralysés avant les autres muscles, mais cette paralysie n'est pas totale. Elle s'arrête à leur activité normale, c'est-à-dire que sous l'influence du sulfate de magnésie la crampe disparaît et le muscle fonctionne comme à l'état normal. Il n'est, par suite, pas nécessaire de paralyser tous les muscles jusque et excepté les muscles de la respiration. On peut, par l'injection de la magnésie, faire en quelque sorte (*wegblasen*) envoler seulement les crampes. Il faut pour cela de petites doses. 25 centimètres cubes = 0,75 de sulfate de magnésie (plus 7 eau). Une injection sous-cutanée de 30 grammes (plus 7 eau) ne pourra pas obtenir ce résultat.

III. — Peut-on dans la pratique continuer cet état de

paralysie magnésienne pendant une certaine durée, pendant une semaine par exemple, comme le nécessite le traitement du tétanos?

Straub n'a pas encore tenté de résoudre cette question, tout en continuant à opérer avec la rapidité *optima* thérapeutique, mais il a pu constater qu'il n'était pas possible de prolonger cette action; l'introduction de liquide dans les veines pendant des heures, amenant un trouble visible de la circulation.

Straub injecte au tétanique, la magnésie d'une façon intermittente. Il cherche d'abord quelle est la dose nécessaire, c'est-à-dire la rapidité avec laquelle il faut injecter pour obtenir une action *optima*. Dans chaque cas, il y a une *constante individuelle définie* qui dépend vraisemblablement de la pression veineuse, du calibre de la veine et de la gravité du cas. On a employé jusqu'à présent une quantité de solution magnésienne variant entre 50 et 150 centimètres cubes en deux minutes. On répète cette injection suivant le besoin. L'apparition de la transpiration est un signe précurseur certain indiquant que l'on va atteindre le maximum possible d'injection. Il faut se borner à des injections espacées d'une heure pour ne pas courir de danger.

Jusqu'à présent, Straub n'a employé qu'une solution à 3 p. 100. Mais le dernier mot n'est pas dit sur le meilleur degré de concentration de la solution. Car il y a deux écueils à éviter. Il ne faut pas que la solution soit trop fluide et il ne faut pas non plus que le degré de concentration de cette solution soit trop élevé. Dans le premier cas, on trouble inutilement la circulation du sang, dans le second, on peut comme conséquence, déterminer des troubles osmotiques dans le sang et dans les tissus.

Straub a donné ensuite le résultat des analyses d'urines pour prouver que l'organisme humain était tout à fait à la hauteur pour l'élimination par le rein de ces quantités de sulfate de magnésie. Dans un cas, cependant, l'injection *continue* de solution magnésienne amena un léger œdeme de la peau. Avec des injections intermittentes ce phénomène ne fut plus observé et pourtant, dans un cas suivi de guérison, le patient fut pendant huit jours attaché au réservoir de la solution.

Technique opératoire. — Pas de difficulté pour l'injection intraveineuse. On peut laisser plusieurs jours la canule dans la veine, le sulfate de magnésie ayant comme on sait une action anticoagulante. Dans un cas de tétanos où la gangrène gazeuse avait occasionné la mort, le professeur Aschoff qui examina la veine du bras que l'on avait injectée pendant quatre jours avec du sulfate de magnésie, n'y trouva aucun caillot, ni aucun signe de la moindre inflammation.

Le récipient contenant 1 litre 1/2 de solution de sulfate de magnésie est suspendu à environ 1 mètre au-dessus de la veine. On règle la rapidité de l'injection soit au moyen d'un étranglement (Drosseln) du tuyau, soit en se servant d'une aiguille capillaire préparée *ad hoc*. On laisse l'appareil en permanence. Les crampes sont-elles insupportables, le malade doit-il prendre de la nourriture ou uriner (tétanos abdominal), on laisse couler la quantité de solution de magnésie nécessaire. Le renouvellement des pansements se fera sous l'influence de la magnésie. Lorsque l'on veut nourrir le malade sous l'état de paralysie magnésienne, il faut éviter la pneumonie de déglutition (*Schluckpneumonie*) et commencer toujours par faire boire de l'eau pour vérifier l'état de la déglutition. Le malheur n'est pas grand quand cette eau au lieu d'être déglutie est aspirée dans les voies respiratoires.

L'introduction de la solution et le commencement de l'action magnésienne se manifeste chez tous les malades par une sensation de chaleur. Dans les cas d'introduction rapide de la solution, il survient souvent une véritable somnolence et un peu de confusion mentale qui disparaissent vite. L'état de paralysie des nerfs périphériques dure toujours plus longtemps que ces troubles légers. Si la salle est tranquille, le malade dort et les phénomènes tétaniques ne le réveillent qu'après un temps assez long.

A cette communication, Mansfeld, de Pesth, a répondu : Straub a démontré que la magnésie agit comme le curare et qu'il n'existe pas de narcose magnésienne, mais seulement une paralysie des extrémités motrices des nerfs (*Mithin gar keine narkose ist*). Pour le prouver, nous avons vu ses expériences sur le nerf sciatique des lapins et des chats et les conclusions qu'il a tirées des recherches de Mansfeld. Il prouvait que chez les animaux tués par de fortes doses de magnésie, il n'existait pas dans le système nerveux de ces animaux plus de magnésium qu'à l'état normal.

Mansfeld, pour combattre les conclusions de Straub, a entrepris un certain nombre d'expériences qui lui ont prouvé que nous possédions dans la magnésie un véritable narcotique (*dass wir im Magnesium ein wahres Narkoticum besitzen*). Si l'on donne en effet la magnésie à dose mortelle, la paralysie de l'animal gagne de proche en proche et l'excitabilité du nerf sciatique disparaît. Mais si l'on n'atteint pas cette dose mortelle, on peut reconnaître alors que la magnésie agit comme un narcotique et que la paralysie périphérique est un phénomène quelque peu accessoire, pour ainsi dire subordonné.

En donnant avec prudence à un animal d'abord, les deux tiers de cette dose nécessaire, puis, dix à quinze minutes après le dernier tiers de cette dose, l'animal tombe dans une narcose profonde. Mansfeld constate qu'en excitant depuis le début de la narcose le nerf sciatique toutes les deux minutes, ce nerf répond à l'excitation avec la même énergie et souvent même avec une plus grande énergie qu'avant l'action magnésienne, et cela pendant une période dans laquelle l'animal reste encore dans cet état narcotique très évident. Mansfeld conclut de cette observation que la magnésie, sans être emmagasinée dans le cerveau, détermine pourtant une narcose du système nerveux central.

Meltzer a démontré que la plus petite quantité de magnésie en contact direct avec la moelle allongée produisait immédiatement une paralysie très momentanée de la respiration ; paralysie certainement différente de l'action du curare et montrant l'action de la magnésie sur les centres nerveux.

Un an auparavant, Meltzer et Auer avaient prouvé que la magnésie renforce à un haut degré l'influence de l'éther, et ils avaient conclu de leurs recherches que l'on pouvait chez l'homme employer simultanément la magnésie et l'éther. Ces conclusions étaient en faveur de l'action narcotique de la magnésie, car comment comprendre qu'une substance sans action sur le système nerveux central, seulement agissant par une simple paralysie des extrémités nerveuses, puisse renforcer l'action d'un narcotique? La magnésie produit chez l'homme une perte complète de connaissance (*Bewustlosigkeit*) en employant seulement un dixième de la dose nécessaire pour produire la narcose. Meltzer en concluait avec raison que cette perte de connaissance ne serait pas seulement due à la faible quantité d'éther inhalée.

Mansfeld, pensant que les insufflations d'éther ne constituaient pas un procédé pratique, a cherché à unir le sulfate de magnésie à un narcotique non volatil de la série grasse que l'on pourrait injecter dans les veines. Des recherches sur les animaux lui ont appris que la combinaison de magnésium et d'uréthane avait une synergie élevée à la dixième puissance. Il espéra par cette combinaison obtenir une narcose idéale. Dans le cours de ses recherches pour connaître la dose-limite de l'action narcotique de la magnésie chez l'homme, il a eu de nombreuses occasions d'observer l'action isolée de la magnésie chez l'homme et il a pu ainsi se convaincre que la magnésie est manifestement un narcotique.

Avec une injection sous-cutanée de 25 p. 100 de solution de magnésie, l'homme tombe dans un état de sommeil profond, absolument semblable au sommeil de l'ivresse alcoolique. Si on laisse cet homme tranquille, il dort trente à quarante-cinq minutes, les sensations douloureuses ont disparu, la perte de connaissance est complète. Si à force de le secouer ou de lui crier dans les oreilles on le réveille pour ainsi dire, il parle de choses incompréhensibles, se remue, et retombe de nouveau dans son inconscience. Mansfeld conclut donc à l'action narcotique de la magnésie, malgré les assertions de Straub. Comme ce dernier auteur a tiré du résultat de ses expériences des conclusions pour la thérapeutique humaine, Mansfeld ne peut que s'élever contre cette manière de voir. Straub a conclu de ses recherches, que l'on pouvait associer à la magnésie les soporifiques, morphine, morphine et skopolamine, luminal natrium. Mansfeld, par dix expériences, a prouvé que si l'on donne une dose de magnésie insuffisante en même temps que n'importe quel narcotique, on augmente beaucoup l'action de ce narcotique. Il en résulte qu'avec de la magnésie, un dixième de la dose d'un narcotique plonge quand même un animal dans une narcose profonde. Si, à un animal narcotisé faiblement avec de la magnésie, on donne en plus un cinquième de la dose habituelle d'un narcotique, on tue l'animal sans rémission. En donnant à un animal, préalablement injecté avec du sulfate de magnésie, 2 à 3 décigrammes d'uréthane (par kilogramme de poids du corps), on peut tuer cet animal; alors que sans la magnésie 1 gramme d'uréthane (par kilogramme) ne réussit pas à plonger l'animal dans la narcose. Il faut savoir aussi que l'action antagoniste du calcium ne s'exerce pas dans ces cas de narcose mixte, fait important, si comme Straub le conseille, on administre des narcotiques à des tétaniques traités par la magnésie.

Mansfeld a publié ce travail pour mettre en garde contre les dangers que pourrait faire courir la théorie de Straub sur l'action de la magnésie.

Aux objections de Mansfeld, Straub répondit que si Mansfeld a constaté l'élévation potentiel du synergisme de la magnésie-éther, cela n'a pas d'importance, car d'après ce que l'on sait pour la thérapeutique humaine la magnésie agit si bien à petites doses chez les tétaniques qu'il n'est pas nécessaire d'employer en plus des soporifiques. Dans un cas, pour calmer les douleurs des blessures, Straub a fait plusieurs injections de 2 centigrammes de morphine en même temps qu'il injectait du sulfate de magnésie. La morphine a eu peu d'action, et en tout cas, n'a pas fait de mal. Dans un autre cas, il injecta dans les veines, sans inconvénient, en même temps que le sulfate de magnésie, 2 centigrammes de luminal natrium, soporifique très actif. Il n'y a donc pas à craindre l'avis de Mansfeld.

De même l'antagonisme si marqué du calcium en présence de la paralysie magnésienne, antagonisme que l'on observe dans les expériences *in anima vili*, n'a pas d'importance par le traitement magnésien intraveineux. Straub n'a jamais observé d'accident menaçant qui put seulement lui faire penser de recourir au calcium.

Ces communications renferment les expériences générales sur lesquelles repose le traitement intraveineux du tétanos par le sulfate de magnésie. Ces expériences elles-mêmes sont en tout cas favorables à cette thérapeutique. Mais Straub, se refuse cependant à juger encore cette thérapeutique, car le tétanos des plaies de guerre est une affection souvent bien compliquée, par suite de l'association de divers facteurs : blessures, hémorragies, sepsies, bronchite, etc.

Le docteur Julien Schutz a fait, de son côté, des recherches intéressantes sur l'influence qu'exerce le sulfate de magnésie sur la température du corps. Comme Straub, il reconnaît que l'on ne peut encore prononcer un jugement définitif sur la valeur réelle du traitement magnésien, malgré les nombreux travaux qui ont été faits sur ce sujet. Schutz n'a pas eu de tétanique à soigner, il n'a par suite aucune expérience personnelle sur le traitement magnésien; mais, à l'Institut pharmacologique de Vienne (Société physiologico-morphologique de Vienne, séance du 2 mai 1914), il a fait à ce propos des expériences sur des animaux.

En expérimentant le sulfate de magnésie sur des lapins, il a constaté un abaissement considérable de la température. Cet abaissement n'était pas une conséquence directe de la narcose. Il marchait parallèlement avec ce phénomène. Il s'agit là sans doute d'une action directe de la magnésie sur le centre régulateur de la température. Cet abaissement de température se montre en effet déjà avec des doses de magnésie qui ne déterminent pas encore le moindre symptôme de paralysie et encore moins de narcose. Une analyse plus intime de la courbe de température montre également qu'il existe un parallélisme très marqué entre la température et les symptômes de l'action magnésienne. La chute de température coïncide avec la rapidité du début des symptômes de paralysie et de narcose. Avec un peu d'habitude, on peut, d'après, l'étendue et la rapidité de la chute de la température, établir un pronostic sur la gravité plus ou moins grande de l'empoisonnement magnésien.

L'étude des propriétés accumulatives du sulfate de magnésie a montré que par des injections répétées de petites doses, dans des laps de temps analogues et choisis, la température continuait à s'abaisser graduellement. Lorsque débute la narcose et aussi presque toujours lorsque apparaissent les premiers symptômes de paralysie, ces phénomènes s'annoncent aussitôt par une chute brutale, rapide de la courbe de température.

La magnésie peut aussi abaisser la température que l'on a fait monter artificiellement par le tétrahydronaphtylamine. Dans le tétanos, nous observons souvent une augmentation de la température. Malgré cela, les expériences ont prouvé que, lorsqu'il y a une très grande élévation de température du corps, il faut employer le sulfate de magnésie avec beaucoup de prudence.

Il résulte des recherches de Schutz, que l'influence que la magnésie exerce sur la température du corps, peut fournir des indications précieuses. Aussi, est-il utile de prendre la courbe de la température, lors de l'emploi de la magnésie. Dans le traitement du tétanos, la température prise systématiquement peut rendre de grands services pour doser ce médicament et par suite éviter des accidents.

Traitement symptomatique chirurgical. — Contre la menace de mort par asphyxie résultant des crampes des muscles respiratoires, Muller a conseillé la trachéotomie et Jehn la phrénicotomie.

Trachéotomie. — Le professeur Muller, dans deux cas de tétanos grave avec danger imminent d'asphyxie par suite de crampes des muscles respiratoires, a pratiqué la trachéotomie. Cette opération a donné des résultats intéressants.

La mort parfois soudaine du tétanique ressemble beaucoup à la mort par asphyxie dans les cas de contracture des muscles de la glotte. Pour Muller, ce ne sont pas les crampes de diaphragme et des autres muscles du thorax qui rendent la respiration très difficile dans les cas de tétanos. Ce sont plutôt le trismus et la contracture des muscles de la langue, du pharynx et du larynx.

Lehmann et lui ont fait, à l'Institut physiologique de Marbourg, des expériences sur le choc anaphylactique provoqué chez les cochons d'Inde. Dans ces expériences, Muller a pu constater que lorsque ce choc était aigu et mortel, il pouvait être considéré comme un exemple d'asphyxie par crampe des muscles de la glotte. Il en a conclu que, dans ce cas, la mort était due à un spasme des muscles de la glotte, à un phonospasme (*Stimnitzenkrampf*), car, les cochons d'Inde trachéotomisés au préalable ne succombaient pas à une injection intracardiaque de 5 milligrammes d'albumine de cheval, comme les autres cochons d'Inde de contrôle. Ces derniers, au moment même de succomber avec les symptômes graves du choc, pouvaient être sauvés, si on leur introduisait une canule trachéale en forme de T. Ces expériences prouvaient que la mort rapide par anaphylaxie était, en réalité, une mort par asphyxie comme l'aspect clinique le laissait prévoir. Cette mort était due à un obstacle à la respiration siégeant au-dessus du niveau de la trachée. Elle était due vraisemblablement à la fermeture convulsive de la glotte.

De plus, en faisant abstraction de l'obstacle à la respiration, dû aux spasmes des muscles des voies respiratoires et surtout des muscles des cordes vocales, lors des crampes tétaniques, on sait que les tétaniques sont dans les cas graves tourmentés par la bronchite. Cette bronchite débute rapidement et s'accompagne d'une secrétion abondante de mucosités et même d'une sécrétion purulente épaisse. L'expectoration en même temps devient extraordinairement difficile par suite du trismus.

Chez l'un des deux tétaniques que Muller a trachéotomisés, on entendait très bien un *stridor* respiratoire. C'est guidé par ces réflexions que Muller eut recours à la trachéotomie dans ces deux cas. L'amélioration de la respiration fut surprenante; la cyanose disparut presque entièrement pendant toutes les crises qui suivirent l'opération. Aussitôt après la trachéotomie, les deux opérés rejetèrent par la plaie trachéale une énorme quantité de sécrétions bronchiques. D'après, l'expérience de Muller, tous les tétaniques qui après une crise offrent une forte cyanose doivent être aussitôt trachéotomisés.

Le chirurgien consultant Reisinger a rappelé à ce sujet que dans les Archives de Langenbeck (1883, vol. 29), on avait déjà parlé de la trachéotomie dans le tétanos avant que l'on eût essayé le traitement par le curare. Mais la trachéotomie dans le tétanos eut une mauvaise presse. L'on prétendit que, si en présence d'une *indicatio vitalis* momentanée, on y avait recours, on ne tarderait pas à voir se produire dans les bronches une accumulation énorme de sécrétions, accumulation qui devait jouer un rôle assez important dans la terminaison léthale consécutive.

Pour Muller, ces considérations ne doivent pas empêcher de recourir à la trachéotomie dans les conditions susdites. Car, il y a une grande différence entre la trachéotomie faite après l'administration du curare, pour obtenir une évacuation plus facile des sécrétions bronchiques, et la trachéotomie faite pour se débarasser d'un obstacle à la respiration siégeant au-dessus de le plaie trachéale. Cet obstacle est produit par les crampes des muscles du pharynx, du larynx, de la langue et aussi des muscles masticateurs. Dans ces deux trachéotomies, Muller eut recours à la chloroformisation.

Le premier blessé qui fut trachéotomisé, succomba par suite d'insuffisance du cœur, malgré l'amélioration certaine de la respiration qu'il avait présentée lors des attaques tétaniques. Le deuxième blessé, malgré la gravité extrême de son cas, a survécu et se trouva beaucoup soulagé par la trachéotomie. Il est certain que l'incision de la trachée adoucit beaucoup l'état d'asphyxie.

Le professeur Muller reconnaît, en terminant, qu'il donne seulement les impressions qu'il a subies en soignant les tétaniques de l'hôpital de la citadelle ainsi que ceux de la *baraque du tétanos*, car il ne connaît pas de bibliographie sur ce sujet. Il recommande donc beaucoup aux médecins de la garnison, de faire transporter dans une section spéciale tous les tétaniques, dès l'apparition du premier symptôme, afin de pouvoir instituer de suite le traitement et aussi, afin de pouvoir mieux étudier ces cas au point de vue thérapeutique.

Phrénicotomie bilatérale. — Le docteur Jehn, de Zurich, a conseillé, dans les cas graves de crampes des muscles de la respiration provoquées par le tétanos, la section bilatérale des nerfs phréniques.

Dans ces cas graves, en effet, le diaphragme s'arrête convulsivement contracté dans la position de l'inspiration maxima. Les muscles intercostaux et les muscles adjuvants du cou et du thorax sont eux-mêmes contractés tétaniquement. Ils tiennent la cage thoracique immobilisée dans la position d'inspiration forcée. Les mouvements actifs ou réflexes du diaphragme et des côtes deviennent par suite impossibles, d'où, comme conséquence, l'impossibilité de changement de volume des poumons, l'arrêt des échanges gazeux et l'imminence de l'asphyxie.

Ces raisons mécaniques mettent également un obstacle absolu à l'aération artificielle du poumon. La contraction convulsive des muscles de la respiration est telle que le thorax, auparavant libre et mobile, devient contracté et perd tout mouvement. Le diaphragme, contracté et immobilisé comme une planche, le limite en bas; la partie osseuse au-dessus du diaphragme devient une sorte de boîte à parois rigides qui enferme le poumon.

Pour combattre une pareille situation qui menace la vie, les narcotiques sont trop lents à agir. La narcose générale ne peut être tentée que s'il n'y a pas immobilisation complète du thorax et que s'il existe encore quelques *hésitations* respiratoires. Enfin la respiration artificielle, qui dans la plupart des cas d'arrêt respiratoire rend les plus grands services et qui dans les cas désespérés peut sauver la vie, échoue complètement dans ces crampes tétaniques.

Tout le traitement doit donc avoir pour but d'annuler cette contracture des muscles respiratoires.

Chez les animaux, le curare entraîne la paralysie de ces muscles ; mais on ne peut employer le curare chez l'homme dans ce but. Le sulfate de magnésie est d'un dosage incertain et d'une action transitoire, comme Jehn l'a observé à sa clinique ; de plus c'est un remède qui peut entraîner la mort.

Un simple ou double pneumothorax a l'avantage de libérer le poumon, et l'on peut, par une inspiration et une expiration artificielle établir l'échange intrapulmonaire des gaz. Mais dans ce cas, la respiration spontanée est tout à fait insuffisante et il faut continuer la respiration artificielle jusqu'à cessation de la crise. Les conséquences fâcheuses d'une telle respiration ont été décrites tout au long par Sauerbruck.

La phrénicotomie paralyse entièrement les muscles de la respiration, l'augmentation de pression intrabronchique suivie d'une diminution de cette pression, entraîne les mouvements du poumon (Sturtz, Sauerbruck, Walther, Schepelmann et Friedrich).

Sauerbruck ayant démontré expérimentalement que la section bilatérale des phréniques chez les animaux n'entraîne aucun trouble, Jehn a proposé, dans un cas de tétanos avec crampes respiratoires des plus sérieuses, la section bilatérale des phréniques. Il l'a tentée, et la respiration artificielle étant ainsi devenue possible, trente-cinq graves attaques d'asphyxie ont pu être ainsi calmées. Mais on ne doit avoir recours à cette paralysie du diaphragme que seulement pour permettre la respiration artificielle.

De son observation, il résulte que la phrénicotomie bilatérale n'entraîne avec elle aucun danger, notamment du côté du cœur, et que cette paralysie du diaphragme n'empêche pas l'expectoration.

Le tétanique de Jehn ne pouvait souffler que 200 centimètres cubes dans le spiromètre, car il ne pouvait inspirer à chaque inspiration qu'une petite quantité d'air par suite de la paralysie de ses muscles respiratoires. La clinique montre d'ailleurs que l'échange des gaz dans les poumons peut être considérablement diminué sans qu'il en résulte pour cela des troubles dans l'organisme. En règle générale, l'organisme s'adapte très bien à tous ces changements.

En réponse au travail de Jehn, Huysmann, à Cologne, tenant compte de la fréquence de la broncho-pneumonie dans le tétanos constatée par Franck (douze cas et quatre de pneumonie sur trente-deux autopsies de tétaniques), s'élève contre la phrénicotomie conseillée par la clinique de Sauerbruck.

Traitement mixte. — Quelques médecins ont essayé tantôt le traitement spécifique seul, tantôt le traitement symptomatique.

C'est ainsi que Ludwig Simon, à l'hôpital de Mannheim, a soigné huit tétanos parmi les sept cents blessés qu'il fut appelé à traiter. Les quatre premiers succombèrent; c'étaient des blessés porteurs de graves blessures avec un tétanos dont l'incubation avait varié entre trois et six jours. Deux des quatre autres furent soignés par l'antitoxine, et les deux derniers par le sulfate de magnésie de Kocher et Arndt. Simon se servit d'une solution à 10 p. 100 qui fut injectée par la voie intralombaire, de façon à injecter 0,03 de sulfate de magnésie par kilogramme de poids de corps. Il eut deux cas d'anaphylaxie.

Mais la plupart des médecins emploient simultanément le traitement spécifique et le traitement symptomatique.

Voici quelques-uns de ces traitements comme type.

Weintraud conseille l'injection prophylactique avec le sérum antitétanique de tous les blessés dont les blessures ont pu être souillées par de la terre. Il fait observer attentivement tous ses blessés, afin de découvrir les symptômes précoces du tétanos, et surtout du tétanos local. Aussitôt le début du tétanos, injection intraveineuse de 100 Ae ; cette dose est renouvelée les jours suivants. Parfois, on fait en plus une injection intralombaire de 50 à 100 Ae. En même temps, on commence l'emploi du sulfate de magnésie sous-cutané ou intralombaire avec des doses suffisantes pour produire la narcose et soulager rapidement le patient en relâchant ses muscles ; simultanément, large usage des narcotiques.

Grundmann recommande la prophylaxie, le diagnostic précoce, le traitement conservateur de la plaie et l'emploi immédiat du sérum curatif, injection dans le voisinage de la plaie, injection intraveineuse et intralombaire, traitement en moyenne de quatre à sept jours, en même temps, traitement par le sulfate de magnésie jusqu'à disparition des contractures musculaires.

Hochhaus met en première ligne le traitement prophylactique avec un traitement soigné de la plaie.

Puis, injecter sous la peau une ou deux fois par jour au moins 20 Ae de sérum au début du tétanos, en même temps faire une injection intralombaire de 100 Ae, injection que l'on pourra renouveler le jour suivant. Traitement symptomatique par les injections de morphine et le sulfate de magnésie. Enfin, soigner les malades et s'occuper de leur nourriture.

Pour Liebold, les indications chirurgicales et la thérapeutique après l'apparition du premier symptôme tétanique ne doivent pas être radicales. Liebold injecte de petites doses de sérum de 200 à 300 Ae, puis il fait deux à trois par jour une injection de 10 centimètres cubes de sulfate de magnésie. De plus, il prescrit un diurétique et fait sur les plaies, des applications d'oxygène (eau oxygénée, ortizon, etc.). Cette méthode lui paraît devoir donner de bons résultats.

Siemon, à Munster, après avoir essayé sans succès le traitement du tétanos uniquement par le sérum Hochst, s'est décidé à employer un traitement mixte.

Au premier symptôme de tétanos, il injecte le plus près possible de la blessure 100 Ae de *Tetanusheilserum* (sérum curatif antitétanique de Behring quadruple, c'est-à-dire renfermant 4 Ae de ce sérum par 1 centimètre cube d'eau). Il fait ensuite, deux fois par jour, une injection de solution stérilisée de sulfate de magnésie de 10 centimètres cubes (10 centimètres cubes renfermant 4 grammes de sulfate de magnésie). Toutes ces injections sous-cutanées se font à l'avant-bras, à la cuisse ou à la poitrine. Quand les crampes se calment, on injecte la moitié chaque jour de la dose précédente. Chaque jour aussi un bain simple à 40 degrés, d'une durée de vingt minutes. Puis, une séance de radiation avec le Hohensonne; le premier jour, à 50 centimètres de distance pendant cinq minutes (cinq minutes constituent la moyenne normale du maximum d'éclairage); au deuxième jour, dix minutes à 50 centimètres ; au troisième jour, quinze minutes à 50 centimètres ; au quatrième jour, pour le dos ou la moitié antérieure du corps, vingt minutes à 75 centimètres, puis, augmentation de la radiothérapie jusqu'à une demi-heure pour chaque moitié du corps. Sauf deux, aucun des tétaniques ainsi traités n'eut de rougeur ni de brûlure de la peau. Tant que les crampes existent, on donne 2 grammes d'hydrate de chloral. Mais Siemon ne se sert plus de narcotiques, ni de chloroforme. Le résultat de ce traitement du 1er au 17 octobre a consisté en un cas de mort, trois cas de guérison, et huit cas d'amélioration.

Gœcke a soigné huit tétaniques, dont trois Français. Il a eu une guérison, cinq morts et deux en voie d'amélioration. Chez trois des morts, les premiers symptômes apparurent au bout de sept, huit et dix jours. Deux de ces cas furent soignés par des injections sous-cutanées de 100 AE, 3 ou 4 grammes de chloral en lavement, aspirine, morphine, skopolamine. Le troisième cas, par la morphine et le chloral. Le premier cas qui guérit, reçut en six jours 900 AE surtout par la voie sous-cutanée, une seule fois 100 AE intralombaires.

Sudek débute par le nettoyage et la désinfection de la blessure ; il a recours si possible à l'amputation, il soigne la plaie avec l'antitoxine et des insufflations d'oxygène. Puis injections de sérum sous-cutanées, intraveineuses et intralombaires. Le traitement par le sérum devra être aussi précoce et aussi énergique que possible, car l'antitoxine n'a pas d'action sur les toxines *ancrées* dans la moelle, elle ne détruit que la toxine non encore transportée hors de la plaie. Comme traitement symptomatique, utiliser les narcotiques (morphine, chloral, skopolamine). La mort, résultant de l'épuisement et de l'asphyxie, on aura recours, suivant les indications de Metzer, à la trachéotomie et aux insufflations d'oxygène dans la trachée. Le sulfate de magnésie peut aussi être utilisé, 10 centimètres cubes d'une solution de 10 à 25 p. 100 de sulfate de magnésie, injectés dans le canal rachidien, agissent souvent rapidement. Le chlorure de calcium sert d'antidote quand on a injecté trop de sulfate de magnésie. On peut enfin avoir recours au traitement de Baccelli. Sudek, sur 600 blessés, a eu 6 cas de tétanos (= 1 p. 100) avec deux morts.

Voici le traitement employé par Kohler, de Berne : Dans les cas légers de tétanos, dès l'apparition des symptômes de début, faire une injection de 10 centimètres cubes de sérum antitoxique au voisinage de la plaie, en utilisant l'anesthésie locale. Si possible, injection intranerveuse de sérum et injection intralombaire de 30 à 40 grammes d'une solution de sulfate de magnésie à 25 p. 100. Si les crampes augmentent, renouveler ces injections; si l'état reste stationnaire, donner comme adjuvant de grandes doses de chloral (2 grammes par dose et 12 grammes par jour).

Dans les cas graves avec contractures généralisées et attaques de crampes, injecter d'abord 10 centimètres cubes d'une solution à 15 p. 100 de sulfate de magnésie dans le canal rachidien. Pour faire cette injection, placer le corps du blessé horizontalement, la tête un peu plus relevée que le corps. Si, un quart d'heure après l'injection, il n'y a aucun relâchement dans la contracture, et si, au contraire, les attaques augmentent, faire baisser la tête et le cou. En même temps, on doit tout préparer pour combattre un arrêt de respiration. Le mieux, dans ce cas, est l'insufflation d'oxygène ou d'air intratrachéale ou buccopharyngée, puis il faut faire une nouvelle injection intralombaire (6 à 8 centimètres cubes). Lorsque l'aggravation est moindre, on peut faire simplement une injection sous-cutanée. Ne pas oublier qu'il peut exister une parésie de la vessie et une rétention d'urine. D'abondantes injections sous-cutanées de solution salée physiologique (sérum artificiel), deux fois 1 litre 1/2, sont très utiles. Des lavements à la glycérine régularisent les selles. Le rafraîchissement du corps avec des vessies de glace paraît donner de bons résultats.

On pourrait multiplier encore, mais inutilement, les divers traitements mixtes.

RÉSUME

Étiologie. — Danger du contact des plaies avec la terre et la paille; danger des mouches et du ben ghawar non stérilisé ; danger plus grand du tétanos dans certaines localités ; possibilité de l'infection secondaire.

En cas de pénurie de sérum, se rappeler que les plaies des extrémités, surtout des extrémités inférieures, sont les plaies les plus exposées au tétanos. Ce sont ces blessés-là qu'il faut de préférence aux autres soumettre au traitement prophylactique. Influence de l'humidité et de la chaleur.

Symptomatologie. Importance de la connaissance des prodromes du tétanos. — Symptômes locaux : légères contractions dans le membre blessé, sensation de raideur dans les muscles blessés ; tension douloureuse et mouvements nerveux spontanés ou résultant d'excitations extérieures : bruit, lumière, etc. Symptômes généraux : Sensation de contracture, de tension, douleur insignifiante dans les muscles de la face, douleurs légères et picotements dans le cou ; difficulté de déglutition, douleur derrière le muscle sterno-mastoïdien (Goldschreider). Sensation de tension dans la poitrine; tendance à la transpiration, dysurie, insomnie, etc.

Diagnostic. — Trismus, opistothons, crampes, confusion difficile avec angine, polyarthrite, rhumatisme, néphrite granuleuse, et même urémie.

Recherches des bacilles dans la plaie, inoculation aux animaux.

Pronostic. — En général : incubation courte, cas graves; incubation longue, cas légers.

Anatomie pathologique. — Fréquence des inflammations de l'appareil respiratoire (*Schluckpneumonie*), méningites suppurées, altérations de la glande thyroïde et de la rate, météorisme abdominal constant.

Traitement prophylactique. — Traitement local (à pratiquer aussi comme traitement curatif). Se rappeler que le bacille du tétanos séjourne seulement dans la pluie où il fabrique des toxines. Excision des bords de la plaie, suppression des anfractuosités, ablation des corps étrangers et tissus nécrosés. Amputations inutiles. Teinture d'iode, acide phénique caustique, oxygène surtout à l'état naissant et préparations oxygénées (persulfate d'ammoniaque, hypochlorite de chaux, sérum liquide ou sec, balsamiques, cures d'air chaud), méthode hypérémique de Bier.

Traitement des plaies par la lumière ultra-violette ; le soleil.

Traitement général. — Injection de sérum français 10 cm^3 et même 2 cm^3 en cas de pénurie. En Allemagne, sérum Hochst, Piorkowski, Behring, de 20 AE à 100 AE surtout intraveineux. Injection intraveineuse de sérum artificiel. Salol.

Traitement curatif. *Traitement spécifique.* — Sérum. Aussitôt et à aussi grandes doses que possible. Injection intra et périnerveuse. Injection intraveineuse et intralombaire. Au minimum 100 AE comme première injection ; en quinze jours on peut injecter 2 à 3 000 AE par les différentes voies. Injection sous-cutanée et intramusculaire peu active ; injection intra-artérielle et intracranienne dangereuse.

Anaphylaxie. — Prudence ; après dix ou douze jours d'injections, injecter sous la peau une quantité minime de sérum quelques heures avant les réinjections.

Acide phénique. — Traitement de Baccelli. 4 à 5 cm^3 d'une solution à 2 p. 100 et même 3 p. 100.

Alcool. Salvarsan. Liquide ascitique.

Traitement symptomatique. — Bains chauds, hygiène spéciale, narcotiques. Chloral à haute dose, morphine et skopolamine et surtout luminal natrium (0,02 dans le jour et 0,04 le soir).

Sulfate de magnésie. — Injection intraveineuse, 25 cm³ d'une solution à 2 1/2 p. 100 en deux minutes. Injection intralombaire ; dangers de l'association des narcotiques.

Trachéotomie. Phrénicotomie.

Traitements mixtes. — Sérum. Narcotiques, sulfate de magnésie, etc.

Tel est le résumé d'environ cent trente articles, travaux, communications, etc., que la question du traitement du tétanos a fait naître en Allemagne. Nous avons essayé de résumer le plus clairement possible, de classer toutes les données diverses afin de n'en pas faire une trop *rudis indigestaque moles*. Au moment où le gouvernement allemand défend l'exportation, même pour les neutres, de tout travail ou journal médical, nous pensons que cette brochure aura de l'intérêt pour tout médecin appelé à donner ses soins à des tétaniques.

BIBLIOGRAPHIE

Aerztlicher Verein in Francfurt. (Société médicale de Francfort. Séance du 5 octobre 1914.) Communications de GOLDSCHMIDT, etc. *M. m. W.*, 48. 1914.

Aerztlicher Verein in Hamburg. Séance du 1er décembre 1914. Comm. de DENEKE, FAHR, ZEISSLER, FRAENKEL, BRAUER, ALSBERG, RUMPEL, KAFKA, JACOBSTHAL. *M. m. W.*, 50. 1914.

ALEXANDER Karl. — *Zur Behandlung des Tetanus. M. m. W.*, p. 2260. 1914. (Sur le traitement du tétanos.)

ANGERER Albert. — *Zur Behandlung der Wundstarrkrampfs. M. m. W.*, 45. 1914. (Sur le traitement du tétanos traumatique.)

ARMKNECHT. — *Tetanus. M. m. W.*, 13. 1915.

ARND et KRUMBEIN. — *Zur Prophylaxie des Tetanus. Schweiz. Kor. Blatt.*, 48. 1914. *M. m. W.*, 48, 1914, et 3, 1915.

BACCELLI. — *Tetanusbehandlung, Berl. klin. W.*, 23. 1911.

BEER (Vienne). — *Pathologie und Therapie des Tetanus. Wien., kl. W.*, 14. *D. m. W.*, 19. 1915.

VON BEHRING. — *Zur Anwendung des Tetanusserum. D. m. W.*, 46. 1914. (Sur l'emploi du sérum antitétanique.)

— *Mein Tetanus Immunserum. Berl. klin. W.*, 6. 1915. *D. m. W.*, 9. 1915. (Mon sérum immunisateur du tétanos.)

BLUMENTHAL. — *Anaphylaxie und intrakutane injektion. B. kl. W.*, 7. *D. m. W.*, 10. 1915.

BOENHEIM Félix. — *Ein Fall von Intoxication nach Tetanus heilserum. Berl. klin. W.*, 52. 1914. (Un cas d'intoxication après le sérum curatif.)

— *Intoxication durch Tetanus heilserum. M. m. W.*, 2. 1914. *D. m. W.*, 3. 1915.

Brill. — *Zur Behandlung von eiterigen, junchigen Wunden. D. m. W.*, 51. 1914. *M. m. W.*, 1. 1915. (Sur le traitement des plaies suppurées.)

— *Ueber Heilwirkungen von Licht und Warmstrahlen. D. m. W.*, 8. 1915. (Sur l'emploi curatif de la lumière et des rayons chauds.)

Chiari (Inspruck). — *Prognose und Therapie des Wundstarrkrampfes. W. k. W.*, 3. *D. m. W.*, 7. 1915. (Pronostic et thérapeutique du tétanos traumatique.)

Cloetta (Zurich). — *Magnesium narkose. Schweiz. Korr. blatt.*, 3. 1915.

Czerny. — *Zur Therapie des Tetanus. Arch. f. Hygien.*, 83. vol. 5e livr. 1914. *D. m. W.*, 45. 1914.

Dreyfus. — *Die Behandlung des Tetanus.*—Springer, Berlin. 1914.

— *Ueber die Behandlung des Tetanus.* Société méd. de Francfort, 21 septembre 1914. *M. m. W.*, p. 2282. 1914. (Discussion : Sachs, Unger, Quincke, Lehmann.)

Unger Waldemar. *Die kombinierte Antitoxinuberschwemmung und Narkosetherapie des Tetanus. M. m. W.*, 51. 1914. (Antitoxine en surabondance combinée et traitement narcotique du tétanos.)

Dubs. — *Serumprophylaxie bei Tetanus traumaticus. Schw. Korr. bl.*, 20. 1915.

Durlacher. — *Behandlung von Tetanus traum. mit serosen Transsudat der Bauchhohle. M. m. W.*, p. 2116. 1914. (Traitement du tétanos traum. avec l'exsudat séreux de la cavité abdominale.)

Eisler et Lowenstein (Vienne). — *Immunisierung mit Tetanus toxin-antitoxin gemischten. Z. Bl. fur Bakt.*, 75. 1915. *D. m. W.*, 11. 1915. (Immunisation avec un mélange de toxine et d'antitoxine tétanique.)

Eunike Karl Werner. — *Ueber Tetanus nach Schussverletzungen. M. m. W.*, 43. 1915. (Sur le tétanos après les blessures du crâne.)

— *Zur Tetanus behandlung mit Magnesium sulfat. M. m.*

W., 45. 1914. (Sur le traitement du tétanos par le sulfate de magnésie.)

Ewald. — *Anaphylaxie nach Tetanusantitoxin. D. m. W.*, 8. 1915. (Anaphylaxie après l'antitoxine du tétanos.)

Falk. — *Einige Beobachtungen bei Behandlung von Tetanus verwundeter mit subkutanenmagnesiuminjektionen. B. klin. W.*, 42. 1914. *D. m. W.*, 44. 1914.

Fischer. — *Kriegsarztlicher Abend in Lille*, 17 fev. 1915. *M. m. W.*, 12. 1915. (Soirs de médecine de guerre à Lille.)

Fraenkel. — *Ueber der Verwendung der Wasserstoffsuperoxyd bei der Wundbehandlung. D. m. W.*, 3. 1915. (Sur l'emploi de l'eau oxygénée dans le traitement des plaies.)

Freidberg. — *Neuere Untersuchungen ueber die anaphylactische Temperatur reaktion. D. ztsch. f. Immunitatsforschung u. experiment. Therapie.* 22e vol. livr., 46. *D. m. W.*, 14. 1915.

Frost Conrad. — *Ueber den Tetanus im Kriege* (thèse). Berlin, 1914. (Sur le tétanos en temps de guerre.)

Gasch. — *Behandlung des Tetanus. D. m. W.*, 11. 1914.

Goldschreider. — *Klinische Behandlungen ueber Tetanus im Felde.* (Traitement clinique du tétanos en campagne.) Réunion des médecins militaires à Lille, 15 janvier 1915. *Berl. klin. W.*, 11. 1915. *D. m. W.*, 14. 1915.

V. Graer Franz et Kassowitz Karl. — *Studien ueber die normale Diphtericimmunitat des Menschen.* 1915. (Études sur l'immunité normale de la diphtérie chez l'homme.)

Grundenam. — *Tetanus im Frieden und im Felde. B. kl. W.*, 8, *D. m. W.*, 11. 1915. (Le tétanos en temps de paix et en campagne.)

Harf (Buch). — *Tetanus lateralis. B. kl. W.*, 16, et *D. m. W.*, 19. 1915.

Heddaus. — *Beitrage zur Heilserumbehandlung des Tetanus. D. m. W.*, 44. 1914. (Contribution au traitement curatif du tétanos par le sérum.)

HEILE (Wiesbaden). — *Praktische Gesichtpunkte bei der Behandlung des Tetanus. B. kl. W.*, 7. *D. m. W.*, 10. 1915. (Coup d'œil pratique sur le traitement du tétanos.)

HEISLER (Konigsfeld). — *Vorschlag zur Verhutung des Tetanusgefahr durch intensive Lichtbestromung. M. m. W.*, 52, 1914, *D. m. W.*, 4. 1915. (Note pour prévenir le danger tétanique par des bains de lumière intensifs.)

HINTERSTOISSER. — *Ueber die Behandlung des Wundstarrkrampfes. Wien. kl. W.*, 7. 1915.

HOCHHAUS (Cologne). — *Ueber die Behandlung des Tetanus. M. m. W.*, 46. 1914.

— *Berl. klin. Woch.*, 1911, p. 1021.

HOFMEIER. — *Ueber Behandlung des Tetanus. M. m. W.*, 5. 1915.

HOGUET (New-York). — *Militararztliche Beobachtungen der lezten Wochen.*, 1915. (Observation des médecins militaires sur les dernières semaines.)

HUFNAGEL. — *Vorhergehende Wundstarrkrampfimpfingen*, 1915. (Injections préventives du tétanos.)

— *Wunden nach Behandlung mit ultraviolettlicht. D. m. W.*, 3. 1915. *M. m. W.*, 4. 1915. (Blessures traitées par la lumière ultra-violette.)

JACOBSTHAL. — *Zur Vorbeugung des Starrkrampfes im Herre. M. m. W.*, 1914. (Pour prévenir le tétanos dans l'armée.)

JACOBSTHAL et TAMM. — *Ablotung der Tetanuskeime in Orte der Infektion durch Ultraviolettlicht.* Séance, Soc. méd. de Hambourg du 17 nov. 1914, *M. m. W.*, 48. 1914. (Destruction des germes tétaniques au lieu de l'infection par la lumière ultra-violette.)

JEHN (Zurich). — *Die Behandlung schwerster Athmungskrampfes bein Tetanus durch doppelseitige Frenikotomie. M. m. W.*, 40. 1914.

JESIONEK. — *Lichtbehandlung des Tetanus. M. m. W.*, 9. 1915. *D. m. W.*, 12. 1915.

KELLERMANN. — *Tetanusbehandlung. M. m. W.*, 52. 1914. *D. m. W.*, 4. 1915.

KLAUSSNER. — *Zur Frage des Tetanusbehandlung. D. m. W.*, 4. 1915.

— *Kriegsbriefe aus der Kriegslazarettableilung des 1er bayer. Armeekorps. M. m. W.*, 48. 1914. (Lettres de guerre des hôpitaux de guerre du 1er corps d'armée bavarois.)

KLEIN. — *Gehalten Tetanusfall. M. m. W.*, 1. 1915. (Cas de guérison de tétanos.)

KOCHER (Berne). — *Behandlung schwerer Tetanusfalle. D. m. W.*, 47. 1914. *M. m. W.*, 49. 1914. (Traitement des cas graves de tétanos.)

KOHLER Hans. — *Kontakt Uebertragung des Tetanus. D. m. W.*, 5. 1915. (Transmission du tétanos par contact.)

KREUTER. — *Ueber einige praktische wichtige Gesichtspunkte in des Tetanus Frage. M. m. W.*, p. 2045. 1914. (Sur quelques points de vue importants et pratiques dans la question du tétanos.)

— *Bericht über 31 Tetanusfalle nach Kriegsverletzungen einheitlich intraspinal und intravenös mit Serum behandelt. M. m. W.*, 40. 1914. (Compte rendu de trente et un cas de tétanos après blessures de guerre soignés avec des injections de sérum intralombaires et intraveineuses.)

KUHN (Neuenahr). — *Uber die Behandlung des Tetanus mit Luminal. M. m. W.*, p. 2260. 1914.

LEWANDOKOWSKY. — *Zur Behandlung des Tetanus. D. m. W.*, 50. 1914.

LIEBOLD. — *Tetanusbehandlung. D. m. W., M. m. W.*, 1914.

MADELUNG (Strasbourg). — *Uber Tetanus bei Kriegsverwundeten. M. m. W.*, 52. 1914. (Sur le tétanos chez les blessés de guerre.)

— *Kriegsarztlicke Erfahrungen in Deutschland und Frankreich M. m. W.*, 1. 1915. (Expériences de médecine de guerre en Allemagne et en France.)

MANSFELD. — *Experimentelle Untersuchungen uber Wesen und Aussicht der Tetanustherapie mit Magnesium sulfat. M. m. W.*, 6. 1915. (Recherches expérimentales sur la nature et la perspective de la thérapeutique du tétanos au moyen du sulfate de magnésie.)

MELTZER. — *Berl. klin. W.*, 3. 1906.

— *Magnesium sulfat bei Tetanus. Berl. klin. W.*, 11. 1915. *D. m. W.*, 14. 1915.

MERTENS. — *Zur Tetanusfrage. M. m. W.*, 15. *D. m. W.*, 19. 1915. (Sur la question du tétanos.)

MIELKE. — *Tetanusbehandlung durch Magnesium sulfat. Ther. Mh. heft.*, 4. 1914.

MONCKEBERG. — *Verein der Aerzte Dusseldorf.*, 7 déc. 1914. *M. m. W.* 1915. (Réunion des médecins de Dusseldorf.)

MORITZ. — *Auswartige Briefe (aus Koln), M. m. W.*, 48. 1914. (Lettres étrangères de Cologne. Communication de Hochhaus, Martin, Cahen, Gœcke, Geuer, Wette, Kurzak, Kuhn, Eberhart, Franck, Wiedmann, Huysmann, Czaplenski, Kurter, Moritz.)

MOSBACHER. — *Zur Anwendung der Ortizons. D. m. W.*, 24. 1914. (Sur l'emploi de l'ortizon.)

MUHSAM (Berlin). — *Beitrag zur Behandlung des Tetanus. B. Kl. W.*, 45. *M. m. W.*, 46. 1914.

MULLER. — *Tetanus. M. m. W.*, 44. 1914.

— *Einige Ratschlage fur die Behandlung der Wundstarrkrampfes. M. m. W.*, 46. 1914. (Quelques conseils sur le traitement du tétanos.)

NAGELSCHMIDT. — *Strahlenbehandlung, D. m. W.*, 10. 1915. (Traitement par les rayons.)

NUNEMANN (Rudoff). — *Tetanusinfektion einer Fremden korperstichverletzung der Orbita mit zuruckbleiben dem Fremdkorpers ohne Ausbruch des Tétanus. M. m. W.*, 1. 1915. (Infection tétanique par blessure de l'orbite, par la piqûre d'un corps étranger avec permanence du corps étranger sans tétanos.)

OSTNER. — *Tetanus. M. m. W.*, 1. 1915.

PERMIN. — *Tetanus. Mitt Grenzg.* 27. 1914.

PIERKOWSKI (Berlin). — *Zur Prophylaxie gegen Tetanus. M. m. W.*, 1915. *D. m. W.*, 10. 1915.

PRIBRAM Hugo (Prague). — *Kriegstetanus. Prag. m. W.* 10. *D. m. W.* 19. 1915.

RITTER. — *Zur Prophylaxie des Tetanus.* — *Berl. klin. Woch.*, 6. 1915. *M. m. W.* 1915.

V. ROMBERG. — Société médicale de Munich, 9 novembre 1914. *D. m. W.*, 1915.

ROSSIE (Dusseldorf). — *Ortizon und Ortizonstifte in der Wund Behandlung, M. m. W.*, 13. 1915. (Ortizon et crayons d'ortizon dans le traitement des blessures.)

ROTHFUCHS. — *Zur Behandlung des Tetanus. M. m. W.*, 46. 1914.

SCHNEIDER. — *Kriegsbriefe aus der Kriegslazarettableilung des 1er bayer. Arméekorps zur Frage des Tetanusbehandlung.*, *M. m. W.*, 1. 1915.

SCHNITZLER. — Soc. méd. de Vienne. 27 nov. 1914.

SCHUMACHER. — *Ueber Entgiftung von Diphterie und Tetanustoxin. D. m. W.*, 11. 1915.

SCHULTZE (Berlin). — *Tetanus. D. m. W.*, 1. 1915.

SCHUTZ JULIUS. — *Bemerkung zur Magnesiumsulfatbehandlung des Tetanus. M. m. W.*, 4. *D. m. W.* 7. 1915.

SEITZ Karl. — *Tetanusbehandlung. D. m. W.*, 3. 1915.

SIEMON. — *Kurze Mitteilung uber Wundstarrkrampfesinfektion und ihre Behandlung im Reservelazarett Munster i. W. M. m. W.*, 48, 1914. et 1915. (Courte communication sur l'infection tétanique et son traitement dans l'hôpital de réserve de Munster en Westphalie.)

SIMON Ludwig. — *Die Anaphylaxiegefahr bei der Serumbehandlung der Tetanus. M. m. W.*, 45. 1914. (Le danger d'anaphylaxie dans le traitement du tétanos par le sérum.)

SINIGAGLIA (Modene). — *Tetanuskulturen aus dem Blute des Kranken. Riforma medica.* 17. p. 195. *D. m. W.*, 21. 1915. (Culture de tétanos provenant du sang des malades.)

SPIRO. — *Wirkung von Wasserstoffsuperoxyd und von Zucker auf die Anaerobie M. m. W.*, 15. *D. m. W.* 19. 1915. (Action de l'eau oxygénée et du sucre sur les anaérobies.)

STADLER. — Bibliographie sur le traitement du tétanos par le sulfate de magnésie. *Berl. klin. W.*, 1914. 1. et 3.

STEWARD AND LAING. — *The Lancet*. 26 décembre 1914.

STRAUB Walther. — *Experimentelle Untersuchung uber Wesen und Aussicht des Tetanustherapie mit Magnesiumsulfat. M. m. W.*, 1. 1915. *D. m. W.*, 4. 1915.

— *Tetanus therapie mit Magnesiumsulfaterfahrungen am Tetanuskranken Menschen bei intravenöser Einfuhrung des Magnesiumsulfat. M. m. W.*, 10. *D. m. W.*, 14. 1915. (Expérience sur la thérapeutique du tétanos avec le sulfate de magnésie, par les injections intraveineuses.)

STRICKER (Berlin). — *Vorschlag fur eine Sammelforschung uber Tetanus. D. m. W.*, 52. 1914; 2. 1915. (Proposition pour des recherches collectives sur le tétanos.)

SUDEK. — *Bisherige Erfahrungen ueber Kriegsinfektion. II Teil : Tetanus arztlich Verein in Hambourg*, 3 octobre 1914. *M. m. W.*, 47, p. 2823.1914. (Expérience actuelle sur les infections de guerre. 2e partie : Tétanos.)

SYRING (Nev Ruppin). — *Behandlung des Wundstarrkrampfes mit Magnesiumsulfat. D. m. W.*, 49. *M. m. W.*, 51. 1914.

TELLER Em. (Charlottenbourg). — *Ein Beitrag zum Tetanustherapie. M. m. W.*, 48.1914. (Contribution à la thérapeutique du tétanos.)

UFFEINHEIMER Albert et AUERBACH (Munich). — *Anaphylaxie und Lebertatigkeit. M. m. W.*, 47. 1914.

UNGER Ernst (Berlin). — *Zur Behandlung des Tetanus. M. m. W.*, 43.1914.

USENER Walther (Gottingue). — *Indikationen fur die Subskutane magnesiumsulfatbehandlung in Tetanus traumaticus. M. m. W.*, 48.1914.

VOELCKER (Heidelberg). — *Zur Behandlung des Tetanus. M. m. W.*, 43.1914.

VOGT V. — *Serumexanthem nach Tetanusantitoxininjektion. M. m. W.*, 10.1915. *D. m. W.*, 14.

WALTHER. — *Wasserstoffsuperoxyd und seine Präparate in der Wundbehandlung. M. m. W.*, 44.1914.

WEIN. — Société méd. de Tubingue. *M. m. W.*, 9. 1915.

WEINTRAUD (Wiesbaden). — *Zur Behandlung des Tetanus mit besonderer Berucksichtigung der Magnesiumsulfatherapie. Berl. kl. W.*, 42.1914. *M. m. W.*, 43.1914. (Sur le traitement du tétanos avec des considérations particulières sur le traitement par le sulfate de magnésie.)

WIENERT. — *Zur Therapie des Tetanus. Berl. kl. W.*, 4.1915. *M. m. W.*, 5. *D. m. W.*, 4. 1915.

WIESEL, — *Zur Behandlung des Tetanus. M. m. W.*, 1.1915.

WINTZ. — *Bestimmung des menschlichen Antitoxingehaltes in Blut und Liquor wahrend und nach Tetanusinfektion. D. m. W.*, 8. *M. m. W.*, 8.1915. (Évaluation du contenu d'antitoxine humain dans le sang et le liquide céphalorachidien pendant et après l'infection tétanique.)

WOLFSOHN Georg. — *Zur Tetanusfrage. B. kl. W.*, 49. *M. m. W.*, 51.1915.

X. — *Zur Behandlung des Wundstarrkrampfes. Reichsanzeiger et Francf. Zeit.*, 13 avril 1915.

BIBLIOTHÈQUE NATIONALE
R.F.
IMPRIMÉS

TABLE DES MATIÈRES

IMPRIMERIE DE J. DUMOULIN, A PARIS

BIBLIOTHÈQUE ... RF IMPRIMÉS

www.ingramcontent.com/pod-product-compliance
Ingram Content Group UK Ltd.
Pitfield, Milton Keynes, MK11 3LW, UK
UKHW020119200726
13856UKWH00002B/627

9 782013 624596